AF502240

NEZ ET ÉPILEPSIE

PAR

Émile SALZES
Élève de l'École du Service de Santé Militaire.

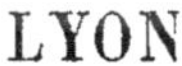

LYON
A. REY & Cie, IMPRIMEURS-EDITEURS DE L'UNIVERSITÉ
4, RUE GENTIL, 4
—
1902

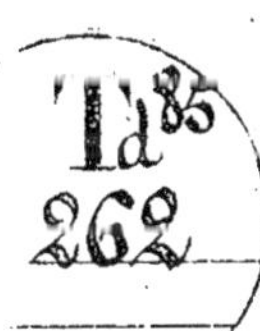

NEZ ET ÉPILEPSIE

(ÉPILEPSIE RÉFLEXE. — AURAS NASALES)

NEZ ET ÉPILEPSIE

(ÉPILEPSIE RÉFLEXE. — AURAS NASALES)

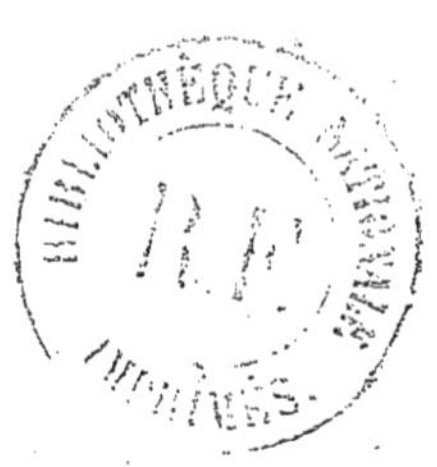

PAR

Le Dr Émile SALZES

LYON

A. REY & Cie, IMPRIMEURS-ÉDITEURS DE L'UNIVERSITÉ

4, RUE GENTIL, 4

1902

A la douloureuse mémoire

DE MON PÈRE

A MA MÈRE

A la mémoire

DE MON ONCLE, LE DOCTEUR A. BOUSQUEL

INTRODUCTION

Au mois de mai 1902, M. le professeur agrégé Lannois rapportait à la Société médicale des hôpitaux de Lyon un cas d'épilepsie réflexe consécutive à une irritation des fosses nasales. Le malade, dont l'observation est consignée dans le Bulletin de cette Société, était un épileptique ayant pris des crises antérieures. Etant venu consulter M. Lannois pour des polypes du nez, l'ablation, faite en plusieurs séances, avait provoqué au début deux crises, avec symptômes classiques de l'attaque comitiale. Puis, le traitement s'acheva sans incident et le malade est revenu à la santé.

Les cas analogues sont déjà assez nombreux pour permettre de se faire une opinion et M. Lannois a pensé qu'il y aurait quelque intérêt à réunir les observations de ce genre éparses dans les diverses publications ; il nous a chargé de ce soin pour notre travail inaugural.

Les névroses d'origine nasale sont anciennement connues et nous nous dispenserons d'insister sur leur histoire. Une d'elles cependant, l'épilepsie réflexe, sans être une conception récente, n'a été réellement étudiée que depuis une vingtaine d'années. Nous essayerons d'en faire tout d'abord un très rapide historique.

Dans la seconde partie de notre exposé, nous aurons en vue l'épilepsie réflexe ; nous en citerons un certain nombre de cas. Les auteurs sont loin d'admettre tous l'origine réflexe et nasale de l'épilepsie. Il existe pourtant, à notre avis, des observations acquises. Au reste notre but n'est pas d'édifier péniblement des explications pathogéniques, mais d'exposer les choses dans leur simplicité ; mieux valent des faits que des théories.

Enfin, dans un autre ordre d'idées, nous avons jugé à propos de tracer une courte étude des auras nasales, avec observations à l'appui. Bien qu'indépendante de l'épilepsie réflexe, cette question ne nous paraît pas déplacée dans un travail sur les rapports du nez et de l'épilepsie ; elle fera l'objet de notre dernier chapitre.

Nous nous permettons de présenter ici nos remerciements à M. le professeur agrégé Lannois, médecin des hôpitaux, ainsi qu'à M. le professeur Soulier.

M. Lannois, après nous avoir donné l'idée de ce travail, nous a largement facilité la tâche par ses bienveillants conseils.

M. Soulier a bien voulu accepter la présidence de cette thèse.

Qu'ils soient assurés de notre respectueuse gratitude.

NEZ ET ÉPILEPSIE

(Épilepsie réflexe. — Auras nasales).

I

HISTORIQUE

Ce n'est pas une conception nouvelle que celle d'une origine nasale dans certains cas de névrose. Quand Voltolini souleva la question, il y a une trentaine d'années, il sortait simplement de l'oubli, pour la rajeunir, une idée fort ancienne ; car le mot de Térence reste toujours vrai : *Nullum est jam dictum, quod non dictum sit prius.*

Déjà Platon et Hippocrate signalaient les relations existant entre la muqueuse nasale et le phénomène nerveux du hoquet ; Pline et Arétée parlent de l'influence de certaines odeurs sur la production des crises convulsives. C'est dire que la constatation de ces divers réflexes ne date pas d'aujourd'hui.

Sans remonter aussi loin, et pour nous en tenir au point qui nous intéresse plus particulièrement, nous dirons que la première observation véritable d'épilepsie réflexe semble appartenir à Hack ; la publication en a été faite en 1882. Elle avait été précédée d'autres faits, moins bien étudiés, mais se rapportant évidemment à la même cause.

Procédons par ordre chronologique :

Au XIIe siècle, le nom de Avicenne ; au XVIIe, ceux de Fernel, Salmuth, Wodel, Van Helmont sont déjà attachés à l'histoire de l'épilepsie réflexe dans ses débuts. Quelques années après eux, en 1728, Wepfer produit une série de cas, dans lesquels des troubles réflexes, du vertige en particulier, ont suivi l'inflammation et l'obstruction des fosses nasales ; Wepfer met en cause la dilatation des corps caverneux.

En 1760, c'est Morgagni qui signale le fait d'un gentilhomme atteint de convulsions épileptiformes, précédées d'une sensation d'odeur fétide. Il s'agit vraisemblablement d'une épilepsie avec aura olfactive.

Successivement Robert Whyte, dans son *Traité des maladies nerveuses*, et Daniel Wilhelm, dans un opuscule, mentionnent des accidents convulsifs produits par les odeurs.

Au début du siècle dernier, en 1804, Portal cite des manifestations épileptiques qu'il attribue à une affection de la pituitaire (1).

Le XIXe siècle s'écoule ; on parle d'épilepsie sympathique et le Compendium (1839) réserve à cette dernière une place spéciale parmi les nombreuses variétés de grand mal établies par les auteurs de l'ouvrage.

A vrai dire, il faut arriver à 1882 pour trouver avec Hack

(1) Pour la rédaction de la partie historique qui précède, nous avons consulté avec fruit une étude de J.-N. Mackenzie (de Baltimore), sur le *Réflexe nasal pathologique*, communiquée en 1887 au IXe Congrès de l'Association américaine de laryngologie.

le premier cas d'épilepsie nasale suffisamment étudié et guéri par le traitement local. Il s'agissait d'une grosse végétation adénoïde, dont l'ablation fut suivie de la disparition des crises.

La même année, Löwe publiait un cas analogue et, trois ans plus tard, Fincke guérissait un épileptique par l'ablation de polypes du nez.

Tour à tour, Mackenzie, Crossfield, Schneider, Kjelman signalent de nouveaux faits ; Schneider, en particulier, fait connaître six cas d'épilepsie réflexe avec guérison.

Puis, nous trouvons les noms de Harris, Ten Siethoff, Passmore Berens, Tood, Eliza Root, Torchio.

Plus récemment, en 1900, S. Kohn observe des convulsions épileptiformes à la suite d'une application de cocaïne dans les fosses nasales. Bayer, Richardson, John Roë améliorent des malades atteints de crises comitiales par des interventions diverses dans le nez.

Quelque temps auparavant, Meyer avait eu l'occasion de voir un épileptique, qui présentait simultanément un empyème du sinus maxillaire gauche et qui parut guéri après la trépanation.

Une communication de M. Van Eeckhaute sur l'épilepsie nasale avait été annoncée à l'ordre du jour de la Société belge d'oto-rhino-laryngologie, au mois de juin dernier. Au dernier moment, nous avons eu connaissance de cette observation ; on la trouvera consignée à la fin du chapitre II. Ce nouveau cas va incessamment faire l'objet d'un article dans la *Revue hebdomadaire de laryngologie* du Dr Moure.

Nous sommes heureux de pouvoir remercier M. le Dr Van Eeckhaute de l'obligeance extrême qu'il a montrée en nous communiquant son intéressante observation.

Enfin, vers la même époque, M. Lannois a publié l'observation qui a servi de point de départ à ce travail.

Au total, l'épilepsie de cause nasale, soupçonnée depuis longtemps, admise même par certains auteurs, mais sans preuves suffisantes, n'a guère attiré une observation attentive que depuis ces vingt dernières années.

II

L'ÉPILEPSIE NASALE

Rejetée de parti pris par certains auteurs, admise par d'autres sans raisons suffisantes, l'épilepsie réflexe d'origine nasale a soulevé de nombreuses divergences quant à son interprétation et à sa pathogénie. La difficulté est grande, en effet, de faire un départ entre les formes réflexes du mal comitial et la névrose idiopathique. Là où certains affirment une corrélation étroite, les autres ne voient que coïncidence. Ce qui rend malaisée une appréciation exacte, c'est que les preuves cliniques et expérimentales n'offrent rien d'absolu, en dépit des moyens de contrôle proposés. Aussi convient-il d'apporter dans l'examen des faits beaucoup d'impartialité et de réserve.

La nature réflexe de l'épilepsie a été maintes fois invoquée : « Des lésions des cavités nasales et de leurs annexes, dit Ch. Féré, peuvent aussi provoquer l'épilepsie. Sauvages a vu une épilepsie provoquée par des vers dans les narines ; Legrand du Saulle l'a observée en conséquence de corps étrangers dans les sinus frontaux ; Fincke a vu l'épilepsie disparaître chez un goutteux de soixante-six ans, après l'ablation d'un polype du nez. »

Quelles sont donc les affections qui provoquent des désordres de ce genre ? Ce sont généralement des maladies chroniques des fosses nasales : tumeurs diverses (polypes, fibromes) ; hypertrophies quelconques de la muqueuse ou du squelette ; synéchies, adhérences, congestion habituelle de la pituitaire, catarrhe chronique. Ce peuvent être aussi des corps étrangers de toute nature, des inflammations, des suppurations des sinus et des régions voisines, un traumatisme, toutes les causes en un mot qui tendent à rétrécir la lumière des fosses nasales. Ajoutons-y les irritations passagères et artificielles produites par l'électricité, les caustiques, les odeurs fortes (on connaît des vertiges et des crises convulsives provoquées par des odeurs et, tout récemment, Ch. Féré vient d'en citer un exemple dans le *Journal de neurologie)*.

Quand il y a affection à proprement parler, la lésion histologique est très variable. Variable également paraît être la zone d'irritation, que certains localisent au bord libre et aux extrémités des cornets inférieurs et à la moitié postéro-inférieure de la cloison. En réalité, et bien que certaines régions soient plus particulièrement sensibles, il semble que la pituitaire dans toute son étendue réponde aux excitations naturelles ou artificielles ; telle est du moins l'opinion de la généralité des auteurs.

On connaissait déjà ces données de la clinique lorsque les expérimentateurs intervinrent et cherchèrent à confirmer les résultats obtenus.

Brown-Séquard avait montré qu'on peut produire chez le cobaye des crises épileptiformes par la section du sciatique ou l'hémisection de la moelle, et que l'épilepsie ainsi créée peut devenir héréditaire.

François Franck, après lui, reprit l'étude expérimentale des névroses réflexes, au seul point de vue de leur origine nasale ; de ses recherches, qui d'ailleurs ne portaient pas spécialement sur l'épilepsie, F. Franck concluait que les relations communément admises entre certains accidents nerveux et l'irritation de la muqueuse nasale devaient être acceptées sous bénéfice d'inventaire. L'amélioration, la guérison même de ces désordres par la cautérisation intranasale ne prouvent pas, à son avis, une relation de cause à effet, puisqu'on a vu la révulsion pratiquée en un point quelconque du tégument entraîner la disparition de divers troubles nerveux.

Franck reconnaît pourtant qu'il existe des faits positifs, cliniques ou expérimentaux, de névroses nasales ; mais, pour assurer leur diagnostic étiologique, il faut qu'on puisse dans chaque cas :

1° Reproduire le phénomène par irritation d'un point de la pituitaire ;

2° Faire disparaître ce même phénomène par l'analgésie cocaïnique de la même zone ;

3° Supprimer définitivement le trouble par la cautérisation nasale ;

4° Démontrer l'impossibilité d'arriver au même résultat par une révulsion exercée en d'autres points du corps.

Brown-Séquard arrive à des conclusions à peu près analogues et Ruault, dans la *Gazette des Hôpitaux*, de 1887, se déclare partisan d'une prudente réserve dans l'appréciation des cas d'épilepsie réflexe.

On ne peut évidemment pas se contenter de l'aphorisme : *Sublata causa tollitur effectus*, pour justifier un diagnostic d'épilepsie nasale, car nous connaissons mal les autres conditions qui en régissent l'étiologie. Il serait utile, en tout cas, de pouvoir appliquer le critérium de Franck, avec ses quatre propositions ; pratiquement, la chose n'est pas possible et le contrôle demeure forcément incomplet.

Mais, quand un malade présente des accès convulsifs à la suite d'une irritation de la pituitaire ; quand une cautérisation dans le nez, ou encore l'ablation d'une tumeur nasale sont suivies d'une diminution dans le nombre et l'intensité de ces crises ; quand on voit le bromure, inefficace à forte dose avant l'intervention, le devenir après, même à dose modérée ; quand enfin les accès sont précédés ou accompagnés d'une gêne respiratoire et de symptômes nasaux, dans ces conditions, ne peut-on pas admettre comme probable, sinon comme certaine, la nature réflexe de la névrose ? La réponse nous semble devoir être affirmative.

Quelle est maintenant la nature exacte du mécanisme qui produit les crises épileptiques ? Des discussions nombreuses ont eu lieu à ce propos et de non moins nombreuses opinions ont été émises pour l'expliquer.

Les uns, avec Hack, incriminent la dilatation vasculaire et l'hypertrophie de la membrane pituitaire consécutive à cette dilatation. Frœnkel, Schœffer pensent qu'il y a plutôt hyperexcitabilité de la muqueuse et que la tuméfaction est accessoire. Rossbach ajoute à cette hyperexcitabilité une prédisposition spéciale. Schreiber enfin n'admet pas les réflexes d'origine nasale ; il fait de l'affection nasale un élément contingent et surajouté ; quant à la guérison par le traitement nasal, elle ne prouve rien, suivant cet auteur ; elle s'expliquerait le plus souvent du seul fait de l'action révulsive.

Lichtwitz, dans une communication au Congrès de Paris, en 1889, distingue deux sortes de névroses nasales :

1° Une névrose réflexe vraie, c'est-à-dire d'origine périphérique ; l'affection nasale est ici la cause première. L'irritation intra-nasale produit des crises, comme peut en produire l'avulsion d'une dent ou l'excision d'une cicatrice cutanée. Cette relation du nez et de l'épilepsie s'explique d'autant mieux que les fosses nasales, avec leur muqueuse si riche en vaisseaux et en nerfs, avec leur étroitesse relative, rendent très facile une compression et par conséquent une irritation.

2° Une névrose pseudo-réflexe, d'origine centrale, dans laquelle l'affection nasale (catarrhe) est due à l'action des centres vaso-moteurs et trophiques. Cette influence des centres nerveux sur les muqueuses n'est pas un fait isolé ; la turgescence et l'hyperesthésie de la pituitaire chez les hystériques en sont un exemple.

Dans les deux cas, l'irritation nasale peut entraîner des crises, mais suivant un mécanisme différent. D'autre part, le traitement local agira, dans le premier cas, directement sur la cause et la supprimera généralement ; d'où guérison fréquente. Dans les névroses pseudo-réflexes, au contraire, le même traitement agira par une action révulsive, d'ailleurs impossible à analyser, et la guérison sera le plus souvent momentanée.

Donc, malgré la ressemblance des symptômes, la pathogénie et le pronostic diffèrent suivant la variété de la névrose.

Cette distinction de Lichtwitz est acceptable et s'applique à un certain nombre de cas. Dans d'autres, au contraire, elle devient inutile ; s'il est permis de se demander l'origine, périphérique ou centrale, d'un catarrhe du nez, on ne peut poser la question à propos d'affections telles que des polypes, et, devant une épilepsie influencée par des tumeurs de cete nature, on songe immédiatement à une origine périphérique de l'excitation.

D'un autre côté, il est difficile de déterminer si le traitement agit par suppression de la cause, par révulsion ou par simple suggestion, ou encore par ces divers moyens combinés. D'ailleurs peu importe le mécanisme ; le fait n'en reste pas moins.

En somme, admettre uniquement, soit la congestion, soit l'hyperexcitabilité nerveuse, n'est-ce pas argumenter sur des mots ? Ces deux causes ne sont-elles pas le plus souvent associées, l'une entraînant l'autre ? Il est tout naturel d'admettre que l'irritation porte en définitive sur les filets nerveux de la pituitaire, dépendances du trijumeau (irritations sensitives) et de l'olfactif (irritations sensorielles) ; cette muqueuse, avec sa richesse en nerfs, est toute disposée pour recevoir et transmettre les excitations périphériques.

Il faut tenir compte également des susceptibilités nerveuses, si variables avec les individus. Il y a des sujets dont la muqueuse nasale est extraordinairement sensible et réagit fortement ; on conçoit que des crises plus ou moins convulsives apparaissent plus facilement chez eux, surtout s'ils ont des tares nerveuses dans leurs antécédents personnels ou familiaux. La prédisposition est donc un élément important à considérer.

Nous n'insisterons pas autrement sur ces questions encore si obscures de pathogénie, pour lesquelles d'ailleurs la compétence nous fait défaut, et nous passons de suite à l'exposé des faits que nous avons pu recueillir.

OBSERVATION I

(M. le professeur agrégé Lannois.)

M. L. P..., vingt-neuf ans, d'une ville voisine du département de l'Isère, vient me consulter, le 3 mai dernier, pour des polypes du nez. Je constate, en effet, que les deux côtés du nez sont nettement obstrués par des polypes muqueux, surtout le côté gauche ; à droite, il y a une synéchie du cornet inférieur avec la cloison sur la partie moyenne. J'avais déjà enlevé deux fragments de polypes à gauche, lorsque, brusquement, mon malade pâlit, poussa une sorte de cri-râle et, avant que j'aie pu faire un mouvement pour le retenir, tomba brusquement sur le parquet. J'assistai alors à une crise comitiale nette, avec contractions toniques, état vultueux de la face, yeux convulsés, écume à la bouche. Il n'y eut ni morsure de la langue, ni émission d'urine. La durée fut assez courte ; moins d'une minute après, il était assis, répondait correctement et demandait à recommencer l'ablation des polypes.

Mais, au moment où l'anse froide pénétrait à nouveau au

contact des polypes, une nouvelle attaque identique se produisit et se termina, cette fois, par un vomissement glaireux abondant (le malade n'avait rien absorbé depuis sept heures). Lorsque le malade fut revenu à lui, il fut facile de s'assurer que, malgré l'apparence du retour à la conscience, il avait une amnésie complète pour ce qui s'était passé dans l'intervalle des deux crises.

Huit jours plus tard, le malade revenait et, avant de recommencer l'intervention, je lui fis raconter son histoire. Son père est nerveux, facilement colère, pas alcoolique. La mère est bien portante. Dans la famille de son père, tout le monde est nerveux, mais il n'a jamais entendu parler de crises. Il a perdu une sœur, de méningite, à l'âge de cinq ans.

Il est né à terme, sans difficultés d'accouchement ; il n'a jamais eu de convulsions. Il a été mal en nourrice et dit qu'à deux ans il était très faible, ne tenait pas sa tête, mais qu'il se remit rapidement.

Entre douze et treize ans, il aurait eu trois ou quatre crises. A quatorze ans, il fut amené dans le service de M. A. Pollosson, parce qu'il avait déjà des polypes, croit-il. Dès qu'on voulut lui toucher le nez, il prit une crise, et il en eut ainsi plusieurs toutes les fois que la tentative fut renouvelée.

A vingt et un ans, au moment d'aller faire son service militaire, il vint chez moi : j'essayai d'enlever ses polypes et déterminai une crise. Même effet lorsque le médecin militaire de son régiment voulut intervenir à son tour.

Il eut une crise spontanée il y a trois ans : il avait fait une chute de bicyclette, dut faire 6 kilomètres à pied après avoir été contusionné assez fortement et prit une crise en arrivant à la maison. Il n'en avait plus présenté d'autres avant l'ablation de polypes indiqués plus haut.

Ce jour-là, après une cocaïnisation énergique, je me mis en devoir de continuer le curetage des fosses nasales ; après l'enlèvement de deux petits polypes à droite, le malade devint pâle, demanda lui-même à être étendu, puis vomit abondamment, mais n'eut pas de crise. Le même accident se produisit quelques minutes plus tard, après l'ablation d'un polype et d'un fragment de la muqueuse du cornet moyen gauche.

Sans pouvoir l'affirmer, il m'a paru que c'était moins l'excitation du cornet moyen que celle du cornet inférieur, dans sa partie supéro-convexe, qui avait déterminé les réflexes décrits ci-dessus.

Enfin, le 22 mai, le malade me fit une dernière visite dans laquelle je fis encore un léger curetage des cornets moyens, après avoir fortement cocaïné. La séance se passa sans incidents, sauf qu'à la fin, il dit que la tête lui tournait, demanda à se coucher, eut deux ou trois nausées, puis tout rentra dans l'ordre (1).

« Ainsi donc, chez ce malade, qui paraît bien être un « épileptique à crises rares, puisqu'il ne peut signaler, « comme accès spontanés, que ceux survenus entre douze « et treize ans, et celui d'il y a trois ans, l'excitation du « nez par un instrument a suffi pour déterminer, à de « multiples reprises, l'apparition d'accidents caractéris- « tiques. A la première séance, l'excitation réflexe a été « assez intense pour se diffuser sur tout le cerveau et « déterminer une crise des plus nettes ; à la seconde, soit « par le fait de la cocaïnisation plus longue et plus soi- « gnée, soit parce que le nez, débarrassé d'une partie de « ses polypes, était devenu moins excitable, l'irritation « des extrémités du trijumeau ne s'est propagée que sur « le pneumogastrique pour déterminer le vomissement. » (Lannois.)

(1) Au moment de mettre sous presse, le malade nous écrit qu'il n'a plus repris de crises; la gêne respiratoire a beaucoup diminué; le sommeil est tranquille, l'état général excellent.

OBSERVATION II

(W. Hack, de Fribourg, *Berliner klinische Wochenschrift*, 1882, p. 379.)

Il s'agit d'un malade qui vient consulter l'auteur, deux ans auparavant, pour une affection du rhino-pharynx (sensation de corps étranger et production exagérée de mucus), due vraisemblablement à une vieille végétation très grosse.

En l'interrogeant, Hack découvre qu'il prenait des crises épileptiformes. Le malade ne s'était pas autrement préoccupé de ces crises, qui ne revenaient que tous les quinze jours, principalement la nuit, depuis l'administration du bromure à haute dose.

Application du crayon de nitrate d'argent sur la végétation. L'ablation large ne parut pas nécessaire.

A quelque temps de là, le malade écrit pour faire connaître le résultat de l'intervention sur son épilepsie. — Pendant la semaine qui suit la consultation, les crises sont revenues jour pour jour ; puis elles se sont espacées, et maintenant elles ne reviennent que tous les deux ou trois mois. Le malade croit à une corrélation complète entre l'affection naso-pharyngienne et les crises convulsives.

Comme le fait remarquer Hack à la suite de cette observation, qu'il regrette de n'avoir pu prendre d'une façon moins superficielle, on peut, d'après de nombreuses analogies, attribuer à certains cas d'épilepsie une origine nasale. De même qu'il y a un asthme nasal, il peut exister une épilepsie nasale.

L'auteur reconnaît que le fait ne comporte pas de preuve scientifique absolue et qu'on peut expliquer d'une autre manière les résultats obtenus par le traitement nasal. Mais cependant l'hypothèse est séduisante et parfaitement soutenable.

OBSERVATION III

(Löwe, *Allgemeine med. cent. Zeitung*, 1882, n° 76; *in Lafforgue*, th. de Bordeaux, 1887-88, n° 73, obs. XV.)

X... présente presque quotidiennement des attaques d'épilepsie.

A l'examen des fosses nasales, on trouve un polype dans la narine gauche, avec turgescence du cornet supérieur, et des végétations adénoïdes dans les arrière-fosses nasales.

Ablation de ces tumeurs au galvano-cautère et disparition des attaques d'épilepsie.

Celles-ci ne surviennent plus que sous l'influence d'émotions morales extraordinaires.

Dans ce cas de Löwe, il y a donc eu, sinon guérison complète, du moins amélioration considérable, puisque les crises, autrefois quotidiennes, ne reparaissent plus qu'exceptionnellement.

OBSERVATION IV (résumée).

(Fincke, *Deutsche medicinische Wochenschrift*, 1885, p. 50.)

M. N..., soixante-quatre ans. Grand, robuste. Etait venu à H... voir ses fils ; à ce moment, aucune modification dans sa santé, qui paraissait très bonne à son entourage.

Quelque temps avant son départ, pendant une conversation qu'il avait avec un avoué au sujet d'un règlement d'affaires, il se sent fatigué et se voit obligé de rentrer chez lui. Pendant le chemin, il chancelle brusquement et tombe en poussant un grand cri. Il est relevé par les passants et transporté dans une maison voisine ; à ce moment, apparaissent de véritables convulsions. Un médecin, mandé aussitôt, a assisté à une vraie crise d'épilepsie (M. N... n'avait antérieurement jamais présenté de signes de névrose.)

Dans sa chute, le malade avait heurté l'angle du trottoir et s'était fait une plaie assez grande et saignant abondamment. Le cuir chevelu s'était détaché du crâne depuis la tempe droite jusqu'à l'œil gauche et pendait comme un lambeau audevant de l'œil droit. Le périoste était même détaché sur une petite étendue. Une seconde plaie contuse, arrivant jusqu'à l'os, se trouvait sur le front, à gauche.

L'auteur voit le malade une heure après. A ce moment, il paraissait avoir repris connaissance; il ne se souvenait pas de sa chute et ne manifestait aucune douleur. Il pouvait se lever et s'asseoir sur une chaise pour faire panser sa blessure. Il causait et faisait part de ses impressions ; mais ses souvenirs s'arrêtaient aux faits récents.

Nettoyage antiseptique de la plaie, régularisation du lambeau, drainage et suture ; le malade ne manifestait pas de douleur. Tout ceci se passait le 15 décembre 1882.

Le lendemain, la conscience était plus nette, mais le malade n'avait pas conservé le souvenir de sa chute. Pas de fièvre. La diète est prescrite.

Dès le troisième jour qui suit l'accident, la température monte à 38°,5, le cuir chevelu se tuméfie et un énorme phlegmon, atteignant la nuque, apparaît ; œdème des paupières, tuméfaction du visage. Le malade perd connaissance ; léger délire.

La température ne dépassa jamais 39 degrés. Incision profonde et drainage dès l'apparition de la fluctuation; écoulement abondant de pus. Pendant ce temps, la plaie primitive, suturée, se cicatrisait presque entièrement par première intention.

La tuméfaction du visage et du crâne disparaît progressivement, en même temps que revient la conscience; les facultés intellectuelles restent pourtant amoindries.

La septième semaine après l'accident, au début de février 1883, le malade lisait et comprenait le journal. La guérison continuait, en dépit d'une courte attaque de goutte. Le malade se relevait visiblement; il avait bon appétit, les diverses fonctions étaient régulières et, vers le milieu de février, il se levait plusieurs heures dans la journée.

Brusquement, le 20 février, après une journée excellente, où l'auteur n'avait rien trouvé d'anormal chez M. N...: celui-ci est pris d'une attaque. Fincke le trouve sur son lit, le visage boursouflé et glacé, respirant avec difficulté, râlant, les yeux fermés. Pouls rapide, mais régulier; battement des artères. Tout à coup, le malade pousse un cri strident, les yeux s'ouvrent, le corps se raidit et s'étire; aussitôt après, commencent des convulsions des bras et des jambes, « à faire trembler le lit », et de l'écume paraît à la bouche. C'était le tableau complet d'une crise épileptique.

L'attaque dure de six à huit minutes, suivie d'une période de coma de dix minutes ; puis série de convulsions suivies de pauses, pendant six heures. L'auteur a assisté lui-même aux quatre premières de ces crises. Il y eut donc ce jour-là, pendant plusieurs heures, une succession de crises convulsives, entrecoupées de pauses d'un quart d'heure environ. Puis le malade s'endort; il reste ainsi sans s'agiter, comme étourdi. Le lendemain, à midi, le retour à la conscience était suffisant pour lui permetre de répondre à des questions simples; les morsures de la langue provoquaient une assez vive douleur.

Dans les huit jours qui suivent, le malade se remet; peut boire, manger, marcher. Lisait parfois le journal, mais sans pouvoir se rappeler ce qu'il venait de lire. Dans la conversation, absences fréquentes. Le malade, autrefois très bien pondéré, calculait difficilement et commettait des fautes dans la conversation et l'écriture.

Sommeil assez tranquille; le malade ronfle (mais il ronflait déjà auparavant).

Quatre semaines se passent dans ces conditions; amélioration lente. Mais le malade n'est toujours pas en état de calculer et d'écrire correctement, de songer à ses affaires; il ne soupçonne d'ailleurs pas son état réel.

Le bromure avait été donné à la dose de 1 gramme, trois fois par jour.

23 mars. — Le malade se plaint d'être enrhumé, d'avoir de la dysphagie. En examinant son pharynx, l'auteur découvre un polype dans la narine droite; le malade n'avait d'ailleurs jamais rien remarqué de ce côté. Fincke, impressionné par la communication de Hack, songe aussitôt à une relation entre ce polype et les crises.

A l'examen rhinoscopique, narine gauche paraissant perméable, normale; narine droite, au contraire, obstruée par des polypes. Ablation à la pince d'un polype, de la grosseur d'un grain de raisin, qui apparaissait en arrière de l'ouverture des narines. Irrigation chaude; un second polype apparaît un peu plus loin; puis un troisième et un quatrième, également profonds. Ils étaient blancs, de consistance muqueuse, et se laissaient enlever sans peine.

Même à ce moment, l'air passe difficilement à travers la narine gauche. La pince à polypes, conduite à nouveau dans l'arrière-cavité des fosses nasales, arrive sur un obstacle mou, le saisit et l'amène au dehors; c'était une masse de polypes ayant tout à fait l'aspect et le volume d'une grappe de groseille. A partir de ce moment, l'accès du nez était libre, et le malade pour ainsi dire ressuscité. Légère hémorragie, qui s'arrête par une irrigation chaude et un tamponnement à la ouate.

Le résultat obtenu a conduit l'auteur à admettre que les crises étaient sous la dépendance des polypes, par action réflexe ou par une gêne circulatoire entraînant elle-même une hyperhémie passive du cerveau.

Dès le lendemain, l'état du malade était complètement modifié. Il avait passé une nuit calme. Le ronflement avait cessé avec l'agitation. Pour la première fois, N... était d'humeur gaie, causait plus volontiers.

Après l'enlèvement des tampons, il alla encore mieux. L'appétit lui était revenu, les forces également. Le malade sentait qu'un poids avait été enlevé de son cerveau. Les facultés intellectuelles se rétablissaient, la mémoire revenait, il n'était plus obligé de chercher ses mots, il recommençait à écrire et à compter sans fautes.

Dès le moment de l'opération, la médication bromurée avait été suspendue, de façon à permettre une observation plus nette et plus probante. Pendant quelque temps, le malade prit de la décoction de quinquina et de l'acide chlorhydrique, avec une diète aussi absolue que possible.

Huit jours après l'opération, M. N... faisait des promenades à pied et en voiture et, au début d'avril, le malade retournait dans sa ville.

L'été se passe bien, et N... va dans une station balnéaire. Pas la moindre crise, depuis deux ans que l'opération a été pratiquée.

Il y a neuf mois, un petit polype s'est montré sur le cornet inférieur; il a été aussitôt enlevé par la même méthode que les premiers. Un examen pratiqué de temps à autre a montré à l'auteur que les narines sont restées libres.

Antécédents héréditaires. — N... appartient à une famille bien portante. Son père et surtout sa mère sont parvenus à un âge avancé en conservant toutes leurs facultés intellectuelles. Il a toujours vécu dans un milieu sain et pondéré.

Antécédents personnels. Lui-même n'a jamais eu d'affection nerveuse. Retiré du commerce, il se consacrait avec activité aux affaires publiques.

Une pneumonie, il y a longtemps; et, presque chaque année, des attaques de goutte, pour lesquelles le malade a fait plusieurs saisons thermales; une de ces attaques est encore survenue au moment de ses crises.

A été souvent atteint de coryza. Enfin, il a présenté des troubles intellectuels caractéristiques, survenant de préférence le soir, pendant l'automne qui a précédé son épilepsie; ces troubles avaient été remarqués par l'entourage de N...; à ce moment, le malade est devenu taciturne et apathique, a perdu le goût des travaux de l'esprit; le soir, contrairement à ses anciennes habitudes, il restait silencieux, le regard fixe, et son visage prenait une apparence de bestialité. Pendant ces moments d'hébétude, le visage était livide, le regard devenait vague. N... esayait de réagir en causant, mais ne tardait pas à retomber dans cet état de torpeur.

Il ne s'est jamais aperçu qu'il y eût une obstruction ou une cause d'irritation quelconque dans les fosses nasales.

Malgré l'intervalle de deux ans qui s'est écoulé depuis l'opération, on ne peut affirmer la guérison définitive ; les crises, Fincke le fait observer lui-même, peuvent revenir après plusieurs années. Ce qu'il y a de certain et ce que démontre le détail de l'observation ci-dessus, c'est qu'une amélioration immédiate et très remarquable a suivi l'opération intra-nasale. Fincke pense judicieusement que cette heureuse modification dans l'état de N... se maintiendra aussi longtemps que les fosses nasales et le rhinopharynx resteront perméables,avec ou sans nouvelle intervention.

Quant à la pathogénie des phénomènes observés, l'auteur se croit autorisé à admettre une corrélation étroite entre les lésions du nez et l'épilepsie.Que dans certains cas la disparition de crises nerveuses, à la suite d'une opération nasale, soit une pure coïncidence, l'auteur ne nie pas la chose ; mais, dans le cas présent, les commémoratifs, l'enchaînement des faits, les circonstances dans lesquelles ils se sont produits, les troubles intellectuels concomitants ne laissent pas place au scepticisme.

Fincke, n'ayant jamais obtenu par l'exploration de l'arrière-cavité des fosses nasales de réflexe sensible, suppose que l'irritation est produite par la gêne respiratoire, particulièrement pendant le sommeil ; la difficulté de la respiration empêcherait le retour du sang du cerveau, qui se chargerait alors d'acide carbonique et entraverait les fonctions cérébrales. Suivant Fincke, l'irritation ne porterait donc pas directement sur les terminaisons nerveuses de la pituitaire. Il ne donne d'ailleurs cette conception que comme une hypothèse.

Enfin, il faut noter que chez N... aucun point de la pituitaire ne présentait une sensibilité spéciale et qu'il n'y avait rien de particulier du côté des corps caverneux.

OBSERVATION V

(Mackenzie, Congrès de laryngologie de Baltimore, 1887; *in* Lafforgue, th. de Bordeaux, 1887-88, n° 73.)

Asthme ; crises épileptiformes.

J..., cinquante-cinq ans, souffrait depuis plusieurs années d'insomnies fort pénibles, avec dyspnée. Accès douloureux à la face.

Le malade avait eu, à une ou deux reprises, des crises épileptiformes et il avait perdu complètement connaissance pendant vingt ou trente minutes.

On trouva, à la partie supérieure des fosses nasales, des deux côtés, des masses de polypes dont on fit l'ablation.

Dans la suite, cessation complète des crises de dyspnée et diminution progressive des troubles nerveux.

Il est regrettable que l'auteur ne précise pas davantage et ne dise pas si le malade a continué à prendre réellement des crises convulsives ou s'il a persisté simplement des troubles légers du système nerveux.

En 1889, Schneider (de Cologne) apportait à l'étude de l'épilepsie nasale une contribution sérieuse. Six cas d'épilepsie, évoluant isolément ou associée à d'autres affections, avaient été longuement et soigneusement observés par lui dans les cinq années précédentes. Nous allons les reproduire.

OBSERVATION VI

(Schneider, *Berliner klinische Wochenschrift*, 1889, n° 43, p. 934.)

Fritz S..., de Cologne, quatorze ans. Pas d'hérédité. Le sujet est peu développé, très anémique. Se plaint depuis cinq ans de crises épileptiques violentes survenant trois ou quatre fois par semaine. Autrefois, il lui arrivait de passer deux ou trois semaines sans accès; mais, depuis six mois, une crise très intense survient presque chaque nuit, avec morsure de la langue, etc. L'état convulsif dure de quinze à vingt minutes; les accès survenant pendant le sommeil durent un peu plus longtemps. Souvent, mais pas toujours, l'accès est précédé d'une attaque d'asthme, sorte d'aura, après laquelle commencent les convulsions. Puis le malade tombe dans un sommeil profond, dont il sort abattu et la tête vide.

L'enfant ne pouvait fréquenter l'école à cause de son état. Son intelligence était faible et, en dernier lieu, diminuait de plus en plus.

Sa mère me le conduit en insistant sur ce point (qu'elle m'avait signalé à plusieurs reprises) que les crises étaient plus fortes quand une des narines était bouchée.

Je trouvai de très grosses végétations polypoïdes obstruant les fosses nasales, à tel point que le passage de l'air était rendu difficile. Intervention, au cours de laquelle apparaît pour la première fois, à droite, un véritable polype muqueux, gros, suspendu à une exostose de la cloison comme à un crochet. Tout contact avec la tumeur la plus basse provoquait des sifflements dans la poitrine et de la toux. Le visage du petit malade exprimait alors une vive angoisse; mais pas de crise.

Quelques jours plus tard, j'apprenais ceci: une demi-heure après l'opération, une fois rentré chez lui, le malade avait eu une violente crise, dont les traces étaient encore visibles sous la forme d'une bosse à l'occiput.

Le 15 novembre 1885, je détruis sous anesthésie cocaïnique (solution à 10 pour 100) toutes les masses polypeuses avec le galvano-cautère. Ablation à l'anse galvanique des plus grosses tumeurs qui se présentent: l'exostose est broyée au moyen de la pince naso-pharyngienne de Schech.

La violence de la réaction consécutive rendait nécessaire un repos au lit de huit jours. La température monta quelquefois à 39° 8. De plus, les articulations de la main devinrent douloureuses et enflèrent; enfin, les crises convulsives devinrent plus fréquentes.

Ces symptômes alarmants s'amendèrent brusquement par des curetages répétés des fosses nasales et du naso-pharynx, suivis de tamponnements à la gaze iodoformée.

Trois semaines plus tard, la santé était parfaitement bonne. Depuis lors jusqu'à ce jour, le malade n'a eu ni crise épileptique, ni accès d'asthme. L'état général est remarquable, eu égard à ce qu'il était autrefois. La muqueuse s'applique étroitement sur les diverses parties du squelette nasal.

OBSERVATION VII *(id.)*

Mlle Dina H..., d'Anstass, près Attendorn, vingt-quatre ans. Vient me consulter pour la première fois en 1877 pour des crises épileptiques contre lesquelles tous les traitements institués jusque-là avaient échoué.

Mlle H... est très robuste, de forte complexion.

Son passé héréditaire ne présente rien de particulier.

Les crises ont débuté avec l'établissement de la menstruation, vers l'âge de quatorze ans. Les règles sont régulières, quoique peu abondantes.

Jamais d'accès d'asthme, mais la malade a beaucoup souffert de vertiges et de migraines.

Je prescris du bromure à dose assez forte, d'après la méthode de Bernard (de New-York). J'augmentai progressivement la dose jusqu'à un certain maximum; puis je redescendis de la même façon jusqu'à la dose initiale, pour remonter de nouveau, et ainsi de suite. Simultanément, j'ordonnai de petites doses de strychnine et d'atropine; cinq cuillerées à thé par jour de la solution, une avant chacun des trois repas et deux le soir avant le coucher. Cette médication a été continuée pendant trois ans depuis la dernière crise.

Les suites furent satisfaisantes. La malade supportait le bromure avec une énergie admirable et ne prenait plus de crises. Cependant, il y avait toujours de la céphalée et des vertiges passagers.

Quoique débarrassée de ses crises, la malade n'avait pas la sensation d'une complète santé. Pas de signes de bromisme.

Aucune récidive n'étant survenue jusqu'en 1880, le bromure fut interrompu.

D'abord, tout parut bien aller; mais, au cours de l'été 1881, Mlle H... s'aperçut un matin d'une morsure de la langue, qu'elle rapporta très judicieusement à une crise nocturne, et elle me demanda conseil par lettre.

Sur ces entrefaites, ayant changé de résidence, j'adresse la jeune fille à un collègue, à qui j'avais déjà parlé de son cas.

Vraisemblablement, la dose de bromure ordonnée par lui fut trop faible; car j'appris que les crises se reproduisaient plus fréquemment que jamais.

En juin ou juillet 1885, Mlle H... m'informe elle-même d'une crise intense, arrivée dans de telles conditions que je me crus autorisé à conclure à une modification survenue dans ses fosses nasales.

En effet, Mlle H... était dans un pré, à la fauchaison, quand elle vit planer dans les airs un épervier; elle regarde dans cette direction, face au soleil, éternue à deux ou trois reprises, puis perd connaissance et tombe sur le sol en se convulsant. (L'influence des rayons de soleil sur l'éternuement est proverbiale et parfaitement connue dans le peuple.)

Je prescrivis l'interruption du bromure et fis noter aussi soigneusement que possible toutes les crises dans un laps de cinq semaines. Il y avait chaque semaine deux ou trois grandes crises; de plus, il y avait fréquemment au réveil des morsures de la langue, à la suite de rêves sombres, dans lesquels la jeune fille voyait « des meurtres, du feu, des démons ». En outre, il y avait un état permanent de vertige.

En automne 1885, Mlle H... vient me trouver à Cologne, en vue d'une opération possible.

Je trouvai dans les deux fosses nasales une tuméfaction intense (la toux réflexe peut être déterminée par de semblables lésions). A droite, sur le cornet inférieur, existait une zone dont l'irritation s'accompagnait d'une dilatation de la pupille correspondante. Redoutant une crise, je fais aussitôt un tamponnement à la ouate et à la cocaïne à 1 pour 10. La mydriase disparaît lentement, la tête de la malade devient plus libre. Une cautérisation profonde des végétations polypoïdes, en particulier de celles du cornet inférieur, au moyen de l'appareil de Sommerbrodt, avait amené une abondante hémorragie du cornet inférieur droit. Enfin, je réussis à découvrir un orifice vasculaire béant, et je le cautérise avec le thermo porté au rouge sombre.

Très faible réaction. L'après-midi, la malade pouvait se promener à travers la ville.

Deux mois et demi après l'opération, je cautérise à nouveau, et profondément, tous les endroits qui paraissent suspects.

Le résultat obtenu jusqu'à ce jour est de toute façon à noter. La malade paraît guérie; elle n'a plus eu de crises, ni le jour, ni la nuit. Toute médication a été naturellement supprimée.

Contrairement à ce qui se produisait autrefois, même pendant la période d'accalmie qui a suivi l'emploi du bromure, la malade se dit très satisfaite du soulagement qu'elle éprouve du côté de la tête, et surtout de l'entière disparition des vertigés. Elle reste, d'ailleurs, soumise à notre observation, et on pourra juger dans quelque temps du résultat obtenu.

OBSERVATION VIII *(id.)*

Mlle P.... institutrice, vient me consulter pour des crises d'épilepsie, qui surviennent principalement à l'époque des règles. La malade arrive pendant une période intermenstruelle.

Malgré un examen approfondi, je ne pouvais découvrir l'origine des accidents. Mais un peu plus tard, avant le début des règles, je trouvai des deux côtés du nez un gonflement considérable, que je traitai par la cautérisation (méthode de Sommerbrodt).

Deux séances furent nécessaires, malgré le bonne volonté de la malade.

Les crises n'ont plus reparu depuis deux ans.

OBSERVATION IX *(id.)*

F. H..., trente ans, contremaître dans un établissement industriel de Cologne.

Vient me consulter, pendant l'hiver 1885-86, pour des accidents variés et banaux: toux fréquente et sèche..., mais surtout pour des crises d'asthme existant depuis quelques années; elles débutent brusquement par une sensation de « chaleur passagère » et du vertige, parfois par une perte de connaissance et des convulsions. Les crises, qui se produisaient d'abord au début de la nuit, sont survenues ensuite même pendant le jour. Récemment encore, le malade se serait effondré dans une devanture de magasin, dont il examinait l'étalage, si sa femme ne l'avait retenu et n'avait dirigé sa chute dans un sens opposé.

Nombreuses traces de morsures de la langue.

Ces crises l'avaient conduit à un état d'hypocondrie, de dégoût de la vie, malgré la situation importante qu'il occupait.

H... est un homme grand, svelte, mais solidement bâti, à physionomie singulièrement nerveuse.

Hérédité névropathique indiscutable.

H... se croyait irrémédiablement malade du côté des poumons, en raison des symptômes respiratoires qui le frappaient plus particulièrement. Tous les médecins qui l'avaient traité antérieurement le lui avaient donné à croire et je le croyais moi-même, malgré un examen complètement négatif de l'appareil respiratoire. Je pensais être en présence d'une tuberculose latente et, contre les crises, je prescrivis du bromure.

Quatorze jours après, à ma consultation, je trouvai sa voix nasonnée. Je venais justement d'examiner le nez d'un enfant, et l'idée me vint d'en faire autant pour ce malade. Je trouvai à droite une petite exostose du cornet inférieur, largement implantée, qui, par sa coloration blanc rosé et sa surface veloutée, par son contour uniformément rouge, affectait l'aspect d'une tumeur du volume d'un gros pois. C'était, en quelque sorte, une tuméfaction de la pituitaire au sens de Hack. La chose n'était pas douteuse. En irritant cette tumeur avec le bec d'une sonde, je provoquai de la toux; H... se plaignait d'une irritation rétro-sternale, d'une douleur dans le dos. Puis le visage se tuméfie; aux poumons on perçoit des râles sibilants; le visage exprime une angoisse profonde, les pupilles se dilatent; H... se lève de sa chaise en poussant un cri; il se tient ainsi un moment, raide, et subitement, tombe à terre; il se blesse fortement, car je n'avais pu le retenir; la tête, les bras et les jambes sont agités de convulsions; de l'écume paraît aux lèvres. Bref, l'irritation de la muqueuse nasale avait provoqué une crise d'épilepsie complète. L'application d'un tampon à la cocaïne réussit, sinon à arrêter la crise, tout au moins à l'abréger. Le retour à la conscience se manifeste par une inspiration profonde et un soupir.

Ma thérapeutique s'inspira du diagnostic; je saisis la tumeur avec une pince, l'isolant ainsi de sa base, et je l'enlevai complètement avec l'anse.

H... me fait alors la scène, classique pour ainsi dire, du malade guéri. Les mains sur la tête, il manifestait une vive joie et son bonheur débordait en des phrases de ce genre: « Me voilà maintenant bien guéri; voilà ce que je n'avais pu obtenir depuis sept ans; vous m'avez ôté un lien de fer de la poitrine..., etc. »

Ici également la réaction fut assez vive: de fortes douleurs d'oreilles, de la fièvre, une douleur aux hanches et aux épaules obligèrent H... à garder le lit une semaine. Mais la guérison paraissait bien acquise.

H..., que je pouvais observer presque journellement, n'a jamais plus eu, depuis cette époque, à se plaindre d'asthme, ni de crises semblables à celle décrite plus haut. L'appétit est revenu, il ne reste aucune trace des accès de mélancolie. L'état physique et moral est excellent.

Cependant, un an plus tard, H... se plaint de vertiges. L'examen démontra la présence, au même niveau qu'auparavant, d'une petite tumeur de nature identique à celle déjà enlevée; elle était implantée profondément; je l'enlevai avec la pince de Schech.

L'examen microscopique de la première tumeur y a fait trouver d'une façon générale les éléments d'un angiome, avec de nombreux éléments nerveux entremêlés.

Depuis cete époque, euphorie complète sous tous les rapports.

OBSERVATION X *(id.)*

F. H..., trente-neuf ans, maître-tailleur à Cologne.

Vient me trouver, il y a deux ans et demi environ, pour des accidents nerveux variés.

Passé héréditaire peu chargé, autant que j'ai pu m'en assurer par l'interrogatoire.

Solidement bâti ; musculature développée. Teinte subictérique de la peau et des conjonctives ; pas de douleur du foie à la pression, volume du foie normal. Forte constipation ; catarrhe chronique et généralisé du tube digestif ; ne tolère la boisson qu'en faible quantité.

Depuis quelques mois, le malade est fréquemment pris de vertiges subits, à la suite d'indispositions légères ; il tombe. S'éveille de temps à autre le matin avec des morsures de la langue.

Quand la crise est plus violente, les muscles du visage entrent en convulsion, les yeux se ferment convulsivement, comme dans le tétanos ; les élévateurs de l'aile du nez sont animés de convulsions cloniques ; finalement, le sterno-cléido-mastoïdien et les autres groupes musculaires du cou sont atteints (signe de Saalam).

Le calme revenu, on voit les yeux se rouvrir. Il y a aussi, pendant toute la durée de la crise, un nystagmus assez marqué.

Le malade accuse en outre de l'asthme, qui se superpose aux crises.

Rhinoscopie. — Tuméfaction nette du cornet inférieur des deux côtés.

Opération en une séance, avec l'appareil de Sommerbrodt. Réaction assez marquée. Cessation immédiate des convulsions des muscles de la face, des crises d'épilepsie et d'asthme.

Les autres symptômes : catarrhe intestinal, constipation... cèdent lentement, mais complètement, par l'emploi de la pepsine, associée à une diète relative et à l'exercice musculaire.

Aujourd'hui, après deux ans et neuf mois, la guérison persiste.

OBSERVATION XI *(id.)*

Mme B..., soixante-douze ans, de Kerpen, près Cologne.

Depuis « un vieux rhume », raconte-t-elle, elle a des convulsions des muscles du visage et du nystagmus, ainsi que des convulsions des muscles des yeux très violentes. Cette vieille dame est encore vigoureuse.

Simultanément, elle a parfois des convulsions des muscles du cou, qui rejettent violemment la tête sur l'épaule droite. Ces convulsions surviennent à un moment quelconque ; elles laissent la malade brisée et risquent d'amener des chutes.

Ces derniers temps, Mme B... est, à plusieurs reprises, tombée sans connaissance dans de pareilles conditions. Il y a morsure de la langue pendant les crises. Le profond sommeil qui suit celles-ci et la perte de connaissance sont de nature à ne laisser aucun doute sur l'affection.

Quand je vois la malade, je trouve dans la fosse nasale droite une tuméfaction, un empâtement du cornet inférieur.

Après la cautérisation, les accidents ont disparu comme par enchantement. Aujourd'hui encore, après deux ans, la guérison persiste, et Mme B..., qui est maintenant dans ses soixante-quinze ans, fait dans son ménage les travaux les plus pénibles avec une ardeur juvénile.

Voilà donc un gain appréciable obtenu par le traitement nasal. L'amélioration, dans ces six cas, pourrait presque passer pour une guérison (les malades ont été observés tous pendant deux ans au moins après l'opération), s'il ne fallait être très réservé dans nos appréciations sur l'avenir de la névrose.

A côté de ces observations à issue favorable, Schneider en cite une septième, où il s'agit d'une vieille épilepsie, traitée par la cautérisation bilatérale de la muqueuse hypertrophiée, mais cette fois sans résultat appréciable, si bien qu'on est revenu à la médication bromurée.

D'autre part, l'auteur mentionne trois cas personnels plus récents ; les trois malades n'ont plus eu de crise depuis l'opération, qui date de dix-huit mois ; mais il estime ce délai insuffisant pour porter un jugement définitif. Nous n'avons pas retrouvé, dans les publications ultérieures, la relation de ces trois cas.

OBSERVATION XII

(F.-L. Crossfield. Two cases illustrating epilepsy caused by intra-nasal disease, *Revue hebdomadaire de laryngologie*, 1889, p. 700.)

Malade observé en 1886 et paraissant, à première vue, atteint de graves lésions pulmonaires : amaigrissement, toux, sueurs, céphalée, anorexie...

Depuis six ans, crises épileptiques environ deux fois par mois, parfois plus souvent.

Examen du nez. — Hypertrophie marquée de la pituitaire des deux côtés, avec déviation de la cloison à gauche et exostose en forme d'angle tranchant qui comprimait le cornet hypertrophié.

Tumeurs adénoïdes du naso-pharynx. Léger état catarrhal du larynx.

L'épilepsie a complètement disparu après guérison des lésions nasales et naso-pharyngiennes.

Actuellement, santé parfaite.

OBSERVATION XIII *(id.)*

Cas absolument analogue au précédent.

En plus hypertrophie des amygdales.

Crises plus fréquentes que dans l'observation XII.

Guérison.

Dans la première de ces deux observations, le délai de trois ans écoulé depuis l'opération sans qu'aucune seule crise se soit produite, permet de croire à une guérison définitive. Dans le deuxième cas, l'auteur ne précise pas pendant combien de temps le malade a été observé.

OBSERVATION XIV

(F. Kjelman, Stockholm, *Berliner klinische Wochenschfrit*, 1894, n° 13, p. 316.)

F..., douze ans, entre dans mon service le 8 décembre 1888. Au dire du père, ce garçon aurait présenté, en 1886 et 1887, des crises convulsives, qui débutaient le matin, tandis qu'il était encore au lit. D'après la description qui nous en est faite, ces crises devaient être alors peu intenses et de courte durée, accompagnées parfois de perte de connaissance et de trismus.

La première attaque grave survint en janvier 1888. Un matin, le malade a été trouvé sans connaissance, le visage grimaçant, le corps rigide, la respiration haletante, et ne répondant pas aux questions qu'on lui posait. Cet état a duré dix à quinze minutes ; il a été suivi de céphalée et de fatigue.

En automne 1888, les crises augmentent de fréquence et coïncident avec de l'incontinence d'urine. En outre, elles surviennent à des moments variables, la nuit ou le jour.

En octobre 1888, survient une crise, pendant laquelle la langue se convulse.

Quelques semaines après, à l'école, après une longue quinte de toux, son corps se raidit brusquement, malgré la conservation de la conscience. Dans les attaques qui suivent, les convulsions toniques atteignent le côté gauche du visage, puis les muscles du cou. Habituellement, les crises s'accompagnaient d'une sensation d'étouffement.

Pas d'antécédents nerveux dans la famille. Le malade n'a pas eu de maladie digne d'être notée.

Etat du malade le 8 décembre 1888. — Développement corporel et intellectuel normal. Pas d'autres symptômes nerveux que ceux décrits plus haut.

La respiration se fait librement par le nez. A la rhinoscopie, on voit des deux côtés une hypertrophie notable, molle, de la pituitaire, au niveau du cornet inférieur.

Actuellement, pas de coryza.

L'arrière-gorge, la bouche et les poumons sont sains.

Dans les jours qui suivent, cautérisation des parties hypertrophiées (le malade avait subi déjà d'autres méthodes de traitement et avait, en particulier, passé trois étés au sanatorium de Merseburg). Le malade retourne chez lui, avec la recommandation d'éviter soigneusement toute cause de refroidissement, surtout les longs bains froids.

Les crises disparaissent jusqu'au mois d'août de l'année suivante, époque à laquelle il en survient une nouvelle. Le malade revient me consulter, et je lui trouve un fort rhume de cerveau, qu'il devait vraisemblablement à des bains trop nombreux pendant les chaleurs de l'été.

Les cornets inférieurs, qui étaient très tuméfiés et gênaient un peu la respiration nasale, furent abrasés par la méthode ordinaire. Après quoi, je n'entendis plus parler de mon malade jusqu'en 1892 ; à ce moment, son père m'apprit que, dans les trois ans écoulés, il n'avait plus repris de crise.

En janvier 1890, les cornets avaient été à nouveau cautérisés par un autre médecin, et l'enfant s'était développé d'une façon surprenante.

Dans cette observation, les crises convulsives, avec ou sans perte de connaissance, semblent bien sous la dépendance de l'affection nasale. La guérison persistait en tout cas depuis plus de trois ans, au moment où le cas a été publié.

OBSERVATION XV *(id.)*

H. W..., six ans, originaire de la Suède, est amené dans mon service le 7 janvier 1891.

Depuis deux ans et demi, cet enfant avait présenté des crises convulsives, le matin, au lit. Les plus légères consistaient en des convulsions limitées à la main et au bras gauche, sans perte de connaissance. Quand sa mère le prenait dans ses bras, il pleurait parfois et disait : « Je suffoque, je ne puis respirer. »

Pendant les crises les plus intenses, les convulsions s'étendaient à tout le corps, avec perte de conscience et sueurs froides. Au réveil, le bras gauche était immobilisé et le petit malade était toujours somnolent. Après les accès, il tombait d'ordinaire dans un sommeil profond et, à son réveil, ne pouvait pas se tenir debout. Les crises étaient particulièrement fortes quand le malade était enrhumé du cerveau.

Examen le 7 janvier 1891.— Le malade, dont le tempérament est vif et quelque peu nerveux, ne présente pas d'autres symptômes que ceux indiqués ci-dessus ; il est bien développé pour son âge. Intelligence bonne.

L'oreille droite présente un affaiblissement manifeste de l'ouïe, reliquat d'une ancienne otite.

Examen rhinoscopique. — Tuméfaction considérable, molle et diffuse, du cornet droit inférieur. Pas d'hypertrophie dans la narine gauche. Les choanes sont libres.

La mère m'apprend à ce propos que l'enfant a l'habitude, pendant le sommeil, de tenir son pouce gauche dans la bouche et d'obstruer la narine gauche avec les autres doigts.

Rien de particulier dans l'arrière-bouche, la gorge et les poumons.

Intervention faite le lendemain. Je cautérise le cornet inférieur droit. Je recommande à la mère de veiller à ce que son enfant ne se comprime pas la narine gauche pendant le sommeil.

Malgré l'opération, deux petites crises surviennent dans le cours des quatre mois suivants et, en mai, il y en a une plus forte. A ce moment, l'enfant était insuffisamment surveillé, sa mère étant malade.

En décembre 1892, j'ai appris qu'aucune autre crise n'est survenue depuis mai 1891.

En résumé, dans la deuxième observation de Kjelman, les crises ne semblent pas provoquées par une excitation directe des nerfs, mais par la gêne de la respiration nasale. Les attaques, qui persistaient après la cautérisation du cornet tuméfié, ont cessé à partir du moment où le petit malade n'a plus bouché son nez avec les doigts pendant le sommeil.

La fin de l'article de Kjelman est consacrée à l'étude des deux modes de respiration chez l'homme :

1° Respiration nasale, passive, type normal de la respiration, qui suffit en général à notre consommation d'oxygène ;

2° Respiration buccale, qui supplée la première à l'occasion ; habituelle, celle-ci relève de la pathologie. L'abaissement de la langue et l'élévation du voile du palais, nécessaires pour réaliser ce dernier mode respiratoire, exigent, en effet, la mise en action de plusieurs muscles et par conséquent un certain degré de conscience, au début ; plus tard ces mouvements deviennent réflexes. On s'explique dès lors qu'un enfant, habituellement atteint de coryza, dorme la bouche ouverte, l'air ne passant plus librement par le nez. Cette gêne respiratoire peut entraîner, suivant l'auteur, une attaque d'asthme dont les convulsions épileptiques ne sont que la conséquence. Kjelman cite comme preuves : les plaintes, la sensation d'oppression du malade, la cyanose. Si, à ce moment, l'enfant était sorti du lit et maintenu droit, la respiration se rétablissait dans les voies supérieures ; quand, au conraire, l'attention de l'entourage faisait défaut, il se produisait des convulsions ; elles attiraient l'attention des parents, tandis que la crise d'asthme initiale était passée inaperçue. Ces crises peuvent se comparer au spasme glottique des enfants, auquel s'associent de véritables convulsions qu'on a dénommées « éclampsie infantile ».

Toujours suivant cet auteur, c'est la surcharge du sang en acide carbonique qui est en cause et qui agit par l'intermédiaire des centres respiratoires ; c'est en particulier la gêne circulatoire dans le cerveau qui intervient. Kjelman tire de cet exposé les deux conclusions suivantes :

Que, dans le cas II (obs. XV), les crises étaient préparées par une attaque d'asthme et dépendaient d'un obstacle nasal à la respiration ;

Qu'en conséquence, toutes les crises épileptiformes d'origine nasale ne sont pas provoquées par une irritation du trijumeau dans la pituitaire.

OBSERVATION XVI

(T.-J. Harris, A case of traumatic epilepsy relieved by operation on the nose ; *The journal of laryngology, rhinology, otology*, 1894, p. 197.)

Garçon, seize ans, avait été pris d'attaques d'épilepsie à la suite d'une hémorragie nasale ; aucune médication n'avait donné de résultat.

A la rhinoscopie, dislocation du cartilage de la cloison ; vomer et lame perpendiculaire fracturés et épaissis, le tout obstruant la fosse nasale droite.

Ces difformités furent guéries par l'ablation de la crête ; luxation de la cloison et maintien au moyen d'un tube.

L'opération fut faite un an après l'accident et donna une guérison complète.

L'auteur n'indique pas pendant combien de temps le malade a été observé.

OBSERVATION XVII

(E.-G.-A. Ten Siethoff, Deventer, *Annales des maladies de l'oreille*, 1895, t. II, p. 71.)

Homme, trente-huit ans. Epileptique depuis vingt ans ; crises longues et violentes, accompagnées de perte de connaissance totale, de morsures de la langue et de crampes toniques des extrémités.

A la rhinoscopie, on trouve une hypertrophie des cornets inférieurs et moyens et une crête de la cloison cartilagineuse.

On prescrit de la cocaïne à 10 pour 100, qui arrête les accès convulsifs. On traite alors la muqueuse par le galvanocautère.

Les crises ont disparu depuis deux ans. Euphorie complète.

OBSERVATION XVIII *(id.)*

Homme, trente-trois ans. A depuis longtemps de légers accès d'épilepsie. En janvier 1892, a eu la première crise épileptique sérieuse ; elle a été accompagnée d'une aura olfactive (voir au chap. III) ; le malade est tombé dans son escalier. La fétidité a persisté une semaine.

Depuis, X... a eu toutes les cinq, puis toutes les trois semaines, des accès analogues, suivis d'anosmie. La fosse nasale droite était entièrement obstruée par la tuméfaction de la muqueuse. Cornet inférieur droit soudé à la cloison dans toute sa longueur ; la largeur de cette synéchie était de 2 millimètres. Cornet moyen également hypertrophié et soudé à la cloison dans sa partie supérieure. Tumeur molle, circonscrite, sur le septum. Ablation des parties hypertrophiées et des synéchies. Ce traitement a exigé un temps assez long.

Depuis ce traitement, l'épilepsie a disparu. Seulement, le malade garde encore quelques reliquats de la sensation de fétidité.

Etat général amélioré.

OBSERVATION XIX

(T. Passmore Berens, Epilepsy relieved by intranasal treatment ; *The Laryngoscope*, 1897, n° 1, p. 36.)

M. F..., trente-neuf ans, marié, vient à ma consultation, le 6 janvier 1895 pour une otite aiguë.

Rien dans les antécédents héréditaires.

Santé personnelle bonne ; mais présente depuis son enfance des attaques nocturnes d'épilepsie. Il en a eu jusqu'à cinq dans une seule nuit. En moyenne, elles se répètent quatre ou cinq fois par mois, souvent légères, mais toujours accompagnées de perte complète de connaissance. Durée de ces crises : une demi-heure à deux heures. Morsures de la langue, écume et signes classiques des crises de grand mal.

Vient pour son otite, non pour son épilepsie.

A l'examen rhinoscopique, large ecchondrome de la cloison et exostose en contact avec l'extrémité antérieure du cornet inférieur droit et, en arrière, avec le cornet moyen.

Ablation de ces tumeurs le 10 février 1895 et simultanément traitement de l'otite.

Jusqu'au 2 août suivant, c'est-à-dire dans un espace de cinq mois et demi, plus de crises convulsives. A cette époque, et à la suite d'un froid, le malade raconte que sa narine droite s'est bouchée et qu'il a eu de ce côté une névralgie sus-orbitaire.

Du 2 août au 9 novembre, un autre accès de moyenne intensité, consécutivement à un « chaud et froid ».

F... a été examiné peu après. A ce moment, cornet inférieur droit congestionné ; on le cautérise le 9 novembre 1895. Le 9 novembre 1896, le malade n'avait plus eu d'attaque.

Le malade ne se rappelle pas avoir eu des signes prémonitoires de ses crises.

Il n'y a aucune raison qui permette de faire intervenir la suggestion dans la guérison du malade.

Il n'y avait jamais eu de traitement général.

Dans le cas de Passmore Berens, il y a donc eu amélioration évidente, puisque les crises ont diminué de fréquence après la première cautérisation. Une seconde cautérisation a amené la disparition des crises pendant l'espace d'un an, de novembre 1895 à novembre 1896.

OBSERVATION XX

(F.-C. Tood, Report of a case of epilepsy by nasal obstruction ; *The Laryngoscope*, 1896, octobre, n° 4.)

Garçon de ferme, dix-sept ans, va consulter l'auteur pour des crises épileptiques se reproduisant presque tous les jours, et parfois plusieurs fois par jour. Ces crises ont commencé depuis un mois.

Chacune dure une demi-heure ; elle sont précédées d'une aura consistant en une défaillance. Cette sensation prémonitoire se propage jusqu'au front, au niveau duquel elle se traduit par de la douleur.

En outre, légers vertiges, fréquents maux de tête à la région temporo-orbitaire.

Le malade a déjà subi le traitement bromuré, avec amélioration de son état.

Mais, à la suite d'un refroidissement, il a été pris brusquement de douleurs intenses vers le sinus frontal et les attaques ont reparu, précédées de céphalalgie frontale, avec plus de fréquence et de violence qu'auparavant.

Rhinoscopie. — Un ecchondrome obstrue presque complètement la fosse nasale gauche. Muqueuse rouge et gonflée, rendant impossible la respiration nasale. Espace rétro-nasal libre ; mais l'auteur suppose qu'il renferme des végétations adénoïdes.

Diagnostic porté à ce moment : ethmoïdite et abcès du sinus frontal gauche.

Traitement. — Spray cocaïné à 4 pour 100. — Ecoulement de pus du sinus frontal gauche. Disparition progressive de l'inflammation, de la douleur et des crises.

Par suite de la susceptibilité du malade vis-à-vis de la cocaïne, l'ablation de la tumeur n'a été faite que quelques jours plus tard, sous anesthésie chloroformique.

Pendant les deux jours qui suivent l'opération, il se produit seulement deux attaques, attribuées par Tood au tampon laissé dans la narine pour prévenir les hémorragies et les adhérences consécutives à l'opération.

Depuis cette époque, il n'y a plus eu d'attaques, ni de céphalée.

Le bromure a été remplacé par les toniques.

Six mois après l'opération, l'état local et général du malade est satisfaisant.

OBSERVATION XXI

(Eliza Root, Attaques épileptiformes, dues apparemment à une obstruction nasale. *New-York med. journal*, 21 mai 1898 ; d'après la *Revue de lar.*, 1898, p. 908.)

Jeune fille, vingt-quatre ans. Depuis deux ans, attaques qui, d'après les descriptions de l'entourage, paraissent de nature comitiale. Au cours de l'une d'elles, la malade est tombée sur un fourneau et s'est gravement brûlée.

Troubles utérins simultanés, pour lesquels un traitement a déjà été institué.

Pendant l'examen de la malade, l'attention de l'auteur a été attirée du côté des fosses nasales, dont la muqueuse était rouge et paraissait enflammée.

A la rhinoscopie, déviation de la cloison, avec hypertrophie des cornets ; des bandes de tissu fibreux s'étendent des cornets inférieurs à la cloison, trois bandes à gauche, deux à droite ; bandes supérieures courtes, mais larges, au point d'obstruer complètement les fosses nasales.

Opération. — Incision de ces bandes, suivie d'une hémorragie assez abondante. Réduction de l'hypertrophie des cornets.

La malade éprouve un soulagement instantané.

Pas d'accès dans les trois jours qui suivent.

Continuation pendant six mois du traitement nasal, sans une seule attaque dans toute cette période .

On institue alors un traitement général.

La malade continue d'aller de mieux en mieux et les attaques ne se sont plus reproduites.

OBSERVATION XXII (résumée).

(Samuel Kohn, New-York, Convulsions épileptiformes consécutives à une application intra-nasale de cocaïne ; *Medical Record*, 1900, n° 12.)

C. R..., quarante-six ans. Très fort. Poids : 90 kilogrammes.

L'auteur est appelé pour une épistaxis abondante, qui est arrêtée par les moyens habituels. L'examen du malade étant rendu possible, on ne trouve dans les fosses nasales ni hypertrophie, ni excroissance. Il existait, sur le plancher de la narine gauche, une érosion de la grandeur d'une lentille, due probablement à l'habitude qu'avait le malade de se piquer le nez avec une épingle.

Rien dans les anamnestiques, sauf quelques douleurs rhumatismales. Alcoolisme modéré.

A la suite d'une nouvelle hémorragie, examen du nez au spéculum ; application d'un tampon à la cocaïne successivement dans chaque narine. Subitement, le malade devient d'une pâleur cadavérique, se cyanose ; les muscles du visage entrent en convulsion et C... tombe sur le plancher sans connaissance.

A ce moment, commencent des convulsions à forme nettement épileptique ; le malade est projeté de côté et d'autre par des convulsions cloniques intenses ; les secousses semblaient plus fortes du côté gauche du corps et du visage. Ecume à la bouche. Pupilles également dilatées. Pouls à 100, faible, mais parfaitement régulier.

Les convulsions continuent pendant quelques minutes, sans aucun signe de fatigue ; mais elles diminuent peu à peu d'intensité et cessent complètement au bout de dix minutes.

L'écoulement sanguin avait cessé avec le début des convulsions. Le malade demeure très faible à la suite de l'attaque.

Ce cas est remarquable en raison de l'influence de la cocaïne sur la production de crises épileptiformes, chez un homme de bonne santé, qui n'avait jamais présenté de maladie digne d'être signalée. Il faut admettre une susceptibilité spéciale à la cocaïne. La crise résultait apparemment de l'effet excitant de ce médicament sur les centres nerveux. Peut-être la perte de sang et la position élevée dans laquelle avait été maintenu le malade, réalisaient-elles aussi une cause prédisposante, en raison de l'anémie produite.

OBSERVATION XXIII

(Bayer, Cas d'accès épileptiformes et d'absences provenant d'une affection nasale. — Guérison. *Bulletin de la Société belge d'oto-rhino-laryngologie*, 1900, p. 27, et *Revue hebd. de laryngologie*, 1900, t. II, p. 701.)

Jeune homme, dix-sept ans. A été examiné le 10 mars 1900 pour des crises épileptiformes survenant la nuit et des absences qui le prenaient parfois durant la journée.

Atteint d'énurésie jusqu'à sept ans, il continuait d'avoir le sommeil agité et interrompu par des cauchemars.

Vers l'âge de huit ou neuf ans, il présenta des crises épileptiformes nocturnes, qu'il sentait venir. Dans la journée, il présentait des absences, pendant lesquelles il agissait inconsciemment.

Caractère irascible.

Etat actuel. — Solide ; pas de malformations du crâne ni du visage. Tient la bouche ouverte par suite de la gêne respiratoire nasale.

Rhinoscopie. — Obstruction nasale presque complète, bilatérale (catarrhe chronique nasal et rétro-pharyngé) ; hypertrophie des cornets et des amygdales.

Opération. — Amélioration dès les premières séances. Respiration nasale devenue plus libre. Plus de crises. Changement de caractère.

OBSERVATION XXIV

(J.-J. Richardson (Washington), A case of epilepsy cured by operation on the nose, *Medical Record*, 14 juillet 1900, p. 68.)

Garçon âgé de douze ans. Tempérament nerveux. Parents bien portants. Histoire familiale bonne.

L'enfant a eu de très fréquentes attaques d'épilepsie depuis dix-huit mois, particulièrement dans les six derniers, où elles sont devenues plus fréquentes. C'est à peine si un jour se passe sans crise. Parfois l'enfant en prend plusieurs dans les vingt-quatre heures.

Le début des attaques est brusque, sans aura apparente. Il

y a perte de conscience, écume à la bouche et parfois hémorragie linguale. Les symptômes disparaissent le plus souvent très vite et sont suivis d'une courte période d'obnubilation.

L'examen rhinoscopique montre une hypertrophie très marquée des cornets inférieur et moyen à droite, avec hyperesthésie de la pituitaire. Respiration impossible du côté droit, où le tissu hypertrophié comprime fortement la cloison.

Après cocaïnisation, destruction au galvanocautère des tissus hypertrophiés, en deux séances faites à une semaine d'intervalle.

Pendant le mois qui a précédé la première opération, l'enfant n'avait pas passé un seul jour sans crise. Dans la semaine qui suit, il n'en prend que trois. Après la deuxième opération, plus d'autre paroxysme.

Le sujet est resté en observation pendant huit mois, et sa santé est demeurée parfaite, sans traitement général.

Avant mon intervention, le malade avait pris du bromure sans résultat apparent.

En résumé, dans le cas de Richardson, aucune amélioration n'a été obtenue par le bromure. Un traitement local a arrêté les crises ; aucune n'avait été observée huit mois après l'opération.

OBSERVATION XXV

(John Roë, Rochester, Reflex epilepsy from nasal disease successfully treated by the removal of the latter, *Associat. américaine de laryngologie*, XXIIIe Congrès annuel, à New-Haven, 27 mai 1901, d'après la *Revue hebd. de lar.*, 1901, t. II, p. 742.)

Petite fille, onze ans. Obstruction nasale ancienne et attaques d'épilepsie depuis l'âge de six ans.

Est née en état d'asphyxie, après un accouchement laborieux. A eu quelquefois de dix à vingt-quatre crises dans une seule journée. Chaque été, avait un accès prolongé de hay-fever et souffrait de troubles gastro-intestinaux.

Les attaques d'épilepsie augmentent de fréquence et d'intensité jusqu'en décembre 1900. M. Roë voit la malade à cette époque.

Rhinoscopie. — Les deux fosses nasales sont presque complètement obstruées et le rhino-pharynx rempli de végétations adénoïdes.

Ablation de ces dernières ; l'occlusion nasale est diminuée. Dans le courant des trois derniers mois, l'état général de la petite malade s'est fort amélioré.

Au dire des parents, depuis cinq ans environ, l'enfant avait près de mille attaques par an.

(A la même séance, Watson et Roaldès ont rapporté des cas analogues de névroses néflexes.)

Nous allons maintenant passer en revue une série d'autres cas, dans lesquels la période d'observation a été trop courte pour permettre d'apprécier le résultat obtenu.

OBSERVATION XXVI

(E. Meyer, Sur l'épilepsie dite nasale, *Annales des maladies de l'oreille*, 1899, t. II, p. 222.)

Homme de trente-deux ans, issu d'une famille parfaitement saine. A seize ans, a présenté un premier accès d'épilepsie.

Au début, les crises étaient espacées. Mais, après deux ou trois ans, elles sont devenues plus fréquentes, pour redevenir plus rares sous l'influence du bromure de potassium. Après sept mois de calme relatif, les accès ont reparu régulièrement deux fois par mois.

Actuellement, le malade n'a plus de crises que deux fois par trimestre. Les accès sont précédés d'un écoulement purulent abondant de la narine gauche ; ce détail a été remarqué, il y a sept ans, par la mère du malade, et s'est toujours reproduit depuis ce moment.

Pendant la crise, le malade penche la tête à gauche, perd l'usage de la parole et tombe sans connaissance. Puis surviennent des spasmes cloniques.

L'examen du nez a permis de reconnaître un empyème du sinus maxillaire gauche. Trépanation par la voie antérieure et traitement de l'empyème par la méthode habituelle.

Depuis, lépilepsie n'a plus reparu, mais l'auteur ne croit pas à une guérison définitive.

OBSERVATION XXVII

(W.-A. Wells, Epilepsy dependent on intra-nasal disease,*The Journal of laryngology*, 1899, p. 322.)

Homme, quarante-quatre ans, épileptique ; présentant, depuis dix ans environ, une crise par semaine.

Rhinoscopie. — Polype de la fosse nasale droite et empyème du sinus maxillaire du même côté.

Le malade, vu deux mois après l'ablation du polype et l'ouverture du sinus, n'avait pris qu'une attaque légère.

Il a avoué que, depuis dix ans, il n'avait jamais passé plus de quinze jours sans présenter une crise.

OBSERVATION XXVIII

(Lennox Browne, *The journal of laryngology*, 1900. p. 661.)

Enfant de quatre ans, vu quatorze mois après sa première crise.

A eu jusqu'à six attaques par jour. En a eu également pendant la nuit.

Au moment de l'examen, l'intelligence semble diminuée. Le bromure à haute dose a été déjà administré sans succès.

Intervention.

L'amélioration ne suit pas immédiatement l'intervention. Elle est survenue progressivement. On a continué l'administration du bromure, mais à faible dose, et les attaques ont cessé.

Ce fait de l'action du bromure après l'opération, alors que de fortes doses ne produisaient aucun résultat auparavant, a frappé vivement l'auteur.

OBSERVATION XXIX *(id.)*.

Jeune femme de vingt ans. Epilepsie de moyenne intensité depuis quatre ans. Une attaque survient à peu près tous les mois.

Opération nasale, suivie d'une amélioration plus rapide que dans le cas précédent. L'auteur l'attribue en grande partie à l'ablation des tonsilles, qui a permis à la respiration de s'effectuer plus librement.

OBSERVATION XXX

(W. Grosskopff, A case of epilepsy cured by operation for empyema of the maxillary antrum and for polypi, *The Laryngoscope*, octobre 1902, et *Arch. f. Laryng.*, Band. III, Heft I.)

Cette observation est très résumée. Il s'agit d'une guérison obtenue par la trépanation du sinus maxillaire à travers une alvéole.

Le malade, vu trois mois après, n'avait plus présenté de crise.

Voici maintenant une observation d'épilepsie réflexe consécutive à des lésions associées du nez et de l'oreille.

OBSERVATION XXXI

(Torchio, *Gazetta degli ospedali et delle cliniche*, du 14 avril 1897 ; d'après la *Revue hebdomad. de lar.*, 1897, p. 879.)

Homme, quarante-six ans.

Antécédents héréditaires et personnels. — Néant.

Ni alcoolisme, ni syphilis.

Depuis deux ans, attaques convulsives, débutant par des sifflements d'oreilles et du vertige. Celui-ci entraîne la perte de connaissance et une chute.

Ouïe normale.

Ostoscopie.— Bouchon volumineux et dur, masquant la membrane du tympan dans chaque conduit auditif.

Rhinoscopie. — Hypertrophie de la muqueuse nasale. Le diagnostic fut le suivant : attaques épileptiformes d'origine rhino-auriculaire (il manquait un certain nombre de symptômes classiques du grand mal).

Traitement. — Quinine, 0,60. Ablation des bouchons de cérumen. Lavages boriqués des fosses nasales.

Depuis l'institution de ce traitement, les attaques ont disparu.

La période d'observation paraît trop courte à Torchio pour affirmer une guérison définitive. Aussi réserve-t-il le pronostic.

Peut-être, dans ce cas, s'agit-il de simple vertige et non d'épilepsie véritable.

OBSERVATION XXXII (inédite).

(M. P. Van Eeckhaute, de Gand.)
(Due à l'obligeance de M. le Dr Chavanne, de Lyon.)

V. de B..., quarante et un ans, ouvrier cigarier.

Se présente à ma consultation le 19 mars dernier. Il se plaint de céphalalgie et de vertiges. Ces vertiges ont débuté il y a une quinzaine de jours environ. Les crises, dabord très espacées, sont devenues de plus en plus fréquentes, au point de se représenter jusqu'à quatre ou cinq fois en vingt-quatre heures.

Chaque accès peut se diviser en trois périodes :

1° Une période de début, consistant en un léger vertige. Cette période tend à devenir de plus en plus courte à mesure que le nombre des accès augmente et laisse tout au plus au malade le temps de se coucher ou de prendre quelque mesure de préservation. A partir de ce moment, perte absolue de connaissance.

2e période : le malade (d'après les renseignements que m'a fournis sa femme) présente d'abord une légère congestion de la face. Les membres sont pris de secousses irrégulières. La bouche est déviée, un peu d'écume apparaît aux lèvres. Cette période est très courte.

3° La face ne tarde pas à pâlir. La connaissance revient lentement et le malade reste longtemps abattu. Tout travail est impossible.

Les crises se présentent principalement le soir, quand le malade vient de se coucher. Sa femme en a constaté pendant le sommeil.

Il s'agit donc bien d'une forme légère dattaque d'épilepsie.

Le malade me rappelle que déjà antérieurement, le 6 février 1901, il avait été atteint de la même affection, qu'il avait été traité par le Dr De Keghel (dont j'étais alors l'assistant) et que ses crises, qui duraient depuis quatre semaines environ, avaient complètement disparu à la suite d'une opération que nous lui avions faite dans le nez. Dans mes notes, je constate qu'en effet, à cette date, V. d. B... a été opéré d'une épine de la cloison, à gauche. Le bromure et la phénacétine n'avaient donné aucun résultat appréciable.

Actuellement (19 mars 1902), à l'examen rhinoscopique, je constate :

A droite : rien ; respiration normale.

A gauche : une crête osseuse formant pont, insérée, d'une part, sur la cloison et, d'autre part, sur le cornet inférieur, épaisse de 1/3 de centimètre et large de 1/2 centimètre environ. La respiration s'effectue difficilement de ce côté.

5 grammes de bromure par jour ne donnent aucun résultat.

21 mars. — Même état. Je donne au malade une solution de cocaïne à 10 pour 100, lui recommandant de se badigeonner toute la muqueuse nasale du côté gauche, dès qu'il ressentira la plus légère menace de vertige.

23 mars. — Le malade a suivi le traitement et n'a plus eu de crises.

25 mars. — Même traitement. Les crises ne se montrent que si le malade n'applique pas sa cocaïne.

Opération. — J'enlève complètement la crête osseuse au moyen de la scie de Bosworth. Hémorragie assez abondante, rapidement tarie par un tamponnement à l'eau oxygénée.

Guérison, c'est-à-dire qu'à partir de ce moment, le malade n'a plus eu ni crises, ni vertiges, ni céphalalgie.

31 mars. — Reprise du travail.

Mai 1902. — Etat excellent.

2 décembre. — Le malade a été revu. Deux nouvelles crises sont survenues récemment, les premières depuis l'opération. Cessation des accès par l'emploi à nouveau de la cocaïne.

En résumé, le malade de M. Van Eeckhaute présentait des accès convulsifs semblables de tout point à ceux de l'épilepsie essentielle ; ils ont cessé à la suite de l'ablation d'un éperon intra-nasal. La disparition des crises par une première intervention, leur retour lié au développement d'une nouvelle crête osseuse, paraissent, à juste titre, une preuve de l'efficacité de l'intervention chirurgicale.

Quant à l'arrêt des crises par la cocaïnisation de la muqueuse du nez du côté malade, elle prouverait, suivant l'auteur, qu'il s'agit d'une aura nasale.

Quoi qu'il en soit, M. Van Eeckhaute conclut par cette recommandation que l'examen du nez ne doit pas être négligé dans les cas de vertiges épileptoïdes rebelles aux divers traitements généraux.

Nous citons ci-dessous un certain nombre de cas qui ne nous paraissent pas suffisamment nets. Aussi nous en parlons plutôt pour mémoire et en faisant sur eux toutes réserves :

1° Observation d'Hering. (*Annales des maladies de l'oreille*, p. 55, 1886). Il s'agit de deux femmes épileptiques, présentant des polypes du nez. L'ablation de ces polypes a amené un arrêt des crises. Mais les malades ont été observées trop peu de temps pour qu'on puisse se prononcer sur la guérison.

2° Observation de Schreiber (*Internat. Centralblatt. f. Lar.*, 1886, d'après les *Annales des maladies de l'oreille*, p. 120, 1887). Epilepsie quotidienne sans lésion nasale. La cautérisation du cornet inférieur amena une semaine de calme.

3° Hartmann (Berlin). Troubles épileptoïdes déterminés par la présence d'oxyures dans les fosses nasales d'une fillette de treize ans.

4° Un fait de Urban G. Hitchcock. Influence de l'hypertrophie lymphoïde du rhino-pharynx sur l'épilepsie. Le cas est simplement cité, sans analyse, ni autre indication.

5° Cas publié par M. Adenot (de Lyon) de crises épileptiformes, ayant cessé pendant un mois à la suite de l'ablation d'un ostéome des fosses nasales. Les crises ont ensuite repris.

Enfin, dans une dernière catégorie, nous classerons quelques cas de vertige simple d'origine nasale, que nous avons relevés et qui, d'ailleurs, ne rentrent pas absolument dans notre programme.

1° Cas de Suarez de Mendoza : Vertiges, avec parfois chute ; hyperesthésie de la muqueuse nasale, chez une femme de trente-trois ans. Guérison à la suite d'une résection partielle de la cloison.

2° Faits cités par Arslan d'amélioration obtenue dans certains cas de vertige par l'ablation de végétations adénoïdes;

3° Cas de Lacroix : Vertige ayant disparu après l'ablation de polypes des fosses nasales ;

4° Neuf observations de Joal ;

5° Une observation de vertige naso-pharyngé de W. Scheppegrell, accompagné parfois de perte de connaissance et guéri par une intervention nasale ;

6° Observation de M. Collet, publiée à la fin de 1901 : Vertige, sans perte complète de connaissance, débutant par un picotement dans les fosses nasales, chez un homme de trente ans. Ces accidents ont été considérés par certains comme une forme larvée d'épilepsie, avec *aura nasale*.

7° Deux cas de A. Jousset (de Lille). Le premier observé

chez un homme de vingt-six ans : pertes incomplètes de connaissance et vertiges, précédés d'un picotement dans le nez (sorte d'aura). Respiration nasale gênée par une déviation de la cloison et une hypertrophie du cornet inférieur droit ; l'opération nasale a amené une sédation dans les accidents ; le malade reste toujours nerveux, mais n'éprouve plus de vertiges ; le bromure à faible dose semble avoir contribué à ce résultat.

Le deuxième cas de Jousset est celui d'un homme de trente-sept ans, sujet à des crises convulsives, ayant diminué sous l'influence du bromure et devenues plus fréquentes depuis trois mois. Cette aggravation a coïncidé avec des douleurs nasales, accompagnées d'une sécrétion nasale. Picotements, énervement, pesanteur de tête avant les attaques. — Rhinite hypertrophique à gauche, atrophique à droite. Traitement par la galvanocaustie ; dans les dix mois qui suivent, pas de crise.

Au total, dans ces deux cas, le bromure a agi beaucoup plus activement après l'opération qu'avant.

De ce qui précède, il paraît résulter que des causes d'irritation très diverses du nez peuvent amener des crises épileptiques ; ce peut être aussi bien une hypertrophie qu'une sensation olfactive, une tumeur que le contact du courant électrique. Chose plus paradoxale, les accès peuvent être appelés par la cocaïne ; arme à double tranchant, la cocaïnisation de la membrane pituitaire, au lieu d'arrêter les accès, dépasse quelquefois le but et en réveille de nouveaux.

Autre conclusion, qui découle de l'étude des observations précédentes : presque tous les malades atteints présentent des tares nerveuses. Dans ces conditions, l'irritation nasale est la cause déterminante des troubles ; ses effets sont d'autant plus sûrs qu'elle agit sur un terrain plus propice.

Quant au diagnostic causal des attaques, il est le plus souvent établi de façon fortuite : le malade va consulter son médecin, non pour des crises nerveuses, mais pour des troubles respiratoires, de la gêne dans les fosses nasales ; l'attention du médecin se trouve éveillée, soit par l'interrogatoire (lorsque le malade s'est bien observé), soit par une crise qui se produit pendant l'intervention (obs. I, par exemple) ; la corrélation de l'épilepsie et de l'affection nasale, soupçonnée à bon droit dès ce moment, se trouve généralement confirmée par la suite.

Dans les services d'épileptiques, il serait peut-être utile d'examiner systématiquement le nez de tous les malades. A supposer que la chose fût possible, on pourrait de cette façon recueillir d'utiles renseignements sur la fréquence de l'épilepsie réflexe nasale.

III

LES AURAS NASALES DANS L'ÉPILEPSIE

C'est à dessein que nous appliquons le terme général d'aura nasale aux phénomènes prémonitoires qui se passent du côté du nez dans certains cas d'épilepsie. En effet, parmi les sensations accusées par les malades, les unes sont olfactives ; les autres, purement sensitives, consistent en un chatouillement ou une douleur ; ces dernières intéressent le nez, non l'odorat. Les deux ordres de sensations peuvent d'ailleurs se combiner et donner lieu à des auras sensitivo-sensorielles.

Les impressions perçues ne varient guère. Ce sont de véritables halucinations, qui peuvent avoir pour point de départ une modification pathologique de la pituitaire ; le plus souvent, il n'y a aucune affection du nez. S'il s'agit d'une aura olfactive proprement dite, le sujet sent une odeur, presque toujours désagréable ; tout se réduit à un picotement, à une démangeaison quand l'aura est sensitive. Tous les auteurs sont d'accord sur ce point.

« C'est une odeur sulfureuse, une odeur de viande pourrie..., ou bien une sensation spéciale, étrange, que le malade ne peut définir. » (Dutil, in *Traité de médecine de Charcot-Bouchard*, t. VI, p. 1304). — « Quelques malades perçoivent sondainement des odeurs infectes (œufs pourris, charogne)... » *(Manuel de Debove et Achard*, t. IV, p. 243). — « Odeurs généralement désagréables (œufs pourris, matières fécales) ; quelquefois, au contraire, suaves ; chatouillement des narines... (Grasset et Rauzier, in *Traité de médecine de Brouardel*, t. X, p. 457).

Ch. Féré, dans son *Traité de l'épilepsie*, écrit : « Ces sensations, quoi qu'on en ait dit, répondent rarement à des impressions réelles... En général, les sensations olfactives, qui constituent l'aura, sont celles d'odeurs désagréables...Quelquefois cependant ce sont des odeurs agréables ; un de mes malades sent une odeur de girofle, en même temps qu'un chatouillement dans les deux narines, pendant une demi-minute environ et, quand le chatouillement devient très intense, il perd connaissance. Comme exemple de sensation vague, j'en citerai un autre qui sent « la pharmacie », éprouve une sensation de constriction thoracique, puis tombe à la renverse. »

Gowers arrive aux mêmes conclusions ; les neuf malades qu'il a observés percevaient des odeurs diverses : matières, odeur de soufre paraissant « venir du creux de l'estomac », un malade disait que c'était une odeur « comme si l'on brûlait des cadavres » ; un autre comparaît la sensation perçue à l'odeur de la fève du Tonkin. Gowers a observé également des associations sensitivo-sensorielles du côté du nez : odeur et sensation d'étouffement ou de fourmillement.

Clark enfin signale une odeur « de fumée de foin » perçue par quelques épileptiques.

Donc, diversité des impressions, avec prédominance des odeurs mauvaises ; dans l'aura sensitive, sensation de gêne nasale.

La nature de ces phénomènes étant indiquée, quelle est leur fréquence ? L'opinion des auteurs et nos recherches personnelles nous autorisent à dire que les auras nasales ne sont pas absolument rares.

La statistique de Gowers est la suivante : 119 cas d'aura sensorielle ; deux tiers de ce nombre, c'est-à-dire 84, se rapportent à la vue ; un cinquième (26) à l'audition ; 9 à l'olfaction ou au nez et une seule au goût. Les auras nasales représenteraient un treizième environ des manifestations sensorielles pré-paroxystiques.

Nous n'avons pas jugé utile de nous livrer au même calcul ; mais nous avons consulté à l'Antiquaille et aux Chazeaux 380 observations d'épileptiques provenant du service de M. Lannois et de sa consultation nerveuse. Nous y avons trouvé seulement les deux observations d'aura nasale, l'une olfactive, l'autre sensitive, que nous rapportons plus loin. Les auras visuelles et auditives étaient plus nombreuses. Nous dirons donc que, sans être des curiosités, les auras nasales ne sont pas très fréquentes ; elles le sont un peu plus que les manifestations gustatives du même genre, mais en revanche beaucoup moins que les auras de la vue et de l'ouïe.

Ceci dit, nous passons à l'exposé des faits que nous avons pu recueillir. Des recherches prolongées nous auraient probablement permis d'en trouver un nombre plus respectable. Il est fort possible, d'ailleurs, que de pareils détails passent inaperçus dans le milieu ouvrier qui fournit la plus grande partie des observations cliniques ; les malades de ce genre s'observent *grosso modo* et on ne peut leur demander une analyse approfondie de leurs symptômes.

OBSERVATION I (inédite).

(Recueillie dans le service de M. Lannois.)

Epilepsie. — Aura olfactive.

B... Antoine, cinquante-sept ans, homme de peine.

Antécédents héréditaires. — Pas d'antécédents névropathiques. Pas de consanguinité. Un frère et deux sœurs morts en bas âge.

Antécédents personnels. — Fièvres éruptives dans l'enfance. A dix-huit ans, attaque de rhumatisme articulaire aigu.

Est marié. Ni alcoolisme, ni syphilis.

A eu trois enfants : deux morts en bas âge ; une fille paraissant nerveuse.

Histoire de l'affection. — Les crises ont débuté à quarante ans. La première a duré une demi-heure et a été accompagnée d'une morsure profonde de la langue. Six mois après, seconde crise identique à la première. Quatre mois après, troisième crise, et ainsi de suite une série de crises à intervalles assez éloignés. Les crises étaient parfois rudimentaires, se réduisaient à une absence, à du mâchonnement, à des fourmillements.

En 1888, hémiplégie passagère, qui a duré une heure et a été suivie le soir même d'une crise.

En 1899, le malade revient à la consultation de M. Lannois. Il dit ne plus prendre de crises, mais il aurait de fréquents vertiges. Tristesse, anorexie.

Examen somatique. — Asymétrie faciale et cranienne manifeste ; moitié droite plus développée que la gauche. Crâne aplati.

Dents et voûte palatine normales.

Le malade, revu en 1901, prend à ce moment des crises tous les deux mois.

8 octobre 1902. — B... revient à l'Antiquaille. Dans les derniers huit jours, aurait pris deux fortes crises nocturnes. Pendant son séjour dans le service, l'interne lui a vu prendre un malaise : B... a pâli brusquement, a ressenti une sensation de constriction précordiale avec angoisse.

La crise, à son dire, a été précédée d'une aura consistant en une forte odeur de plantes, sensation qu'il ne caractérise pas autrement. *Le malade a signalé de lui-même cette particularité.*

Examen. — Ni paralysie, ni tremblement. Inégalité pupillaire, pupille gauche rétrécie. Pas de Romberg, pas d'incoordination motrice. Réflexes tendineux assez forts.

Signes demphysème pulmonaire et éclat du deuxième bruit cardiaque (foyer aortique).

Urines claires, sans albumine.

B... se plaint d'une perte de la mémoire. Oublie ce qu'il a lu. A des amnésies, suivies de réveils brusques du souvenir.

OBSERVATION II (inédite, résumée).

(Due à l'obligeance de notre camarade, le Dr Barbet.)

Epilepsie. — Aura olfactive.

S... Jean-Marie, trente-six ans, forgeron dans un village du Cantal.

Antécédents héréditaires. — Père alcoolique, mort de congestion pulmonaire à soixante-cinq ans. Mère morte d'une affection indéterminée.

Antécédents collatéraux. — Deux frères, dont l'un a eu probablement des attaques d'épilepsie (crises nocturnes, avec incontinence d'urine, ayant duré jusqu'à quinze ans).

Antécédents personnels. — Convulsions dans l'enfance.

Crises ayant commencé vers douze ans, avec tous les signes classiques : perte des urines, écume, morsures de la langue...

Depuis vingt ans, excès alcooliques ; les crises sont devenues plus fréquentes ; elles venaient après des excès de boisson et cessaient momentanément, quand le malade ne buvait pas.

Est marié. Femme nerveuse. A trois enfants, dont une fille née avant terme, présentant une malformation congénitale (absence d'une main) ; les deux autres sont bien portants.

Pas de spécificité.

A été soumis longtemps au traitement bromuré, sans résultat, d'ailleurs.

En 1901, pneumonie et asthénie consécutive.

Etat actuel (août 1902). — Les crises ont un début particulier. Le malade en est averti par une sensation désagréable de mauvaise odeur (fumier, pourri), sans impression de douleur, ni de gêne respiratoire ; cette aura dure un quart d'heure environ et se reproduit à chaque crise nouvelle, c'est-à-dire environ trois fois par mois.

Dans l'intervalle des crises, S... éprouve la même sensation olfactive, mais très amoindrie.

A noter que S... a accusé cette particularité sans qu'on le lui demande ; c'est d'ailleurs en raison de ce changement qu'il a été retrouver son médecin.

Rien aux fosses nasales ; aucun signe d'ozène ; pas de polypes, ni de végétations. Aucune gêne respiratoire.

Les auras olfactives paraissent dater seulement de l'époque où le malade a eu sa pneumonie.

OBSERVATION III (résumée).

(James Anderson. Epilepsie sensorielle. Aura olfactive. *Brain, A journal of neurology*, 1887, vol. IX, p. 385.)

G. B..., vingt-trois ans, maître d'école, présente, au mois d'août 1885, des crises d'épilepsie fréquentes. Il en a eu jusqu'à quinze dans une seule journée.

Ces crises débutent par une sensation d'engourdissement dans un bras, puis de mauvais goût dans la bouche. Enfin arrive l'aura olfactive, caractérisée par une odeur que le malade ne peut définir, et qui lui paraît plutôt désagréable. L'ensemble de ces phénomènes prémonitoires dure quelques minutes.

Le malade meurt au mois de mars 1886.

L'aura était complexe dans ce cas et l'hallucination de l'odorat ne formait que la dernière partie d'un ensemble de phénomènes sensitifs et sensoriels ; il y avait notamment chez le malade d'Anderson des troubles visuels, que nous avons passés sous silence, ne retenant de cette observation que le point qui nous intéresse, l'aura olfactive.

OBSERVATION IV

(E.-G.-A. Ten Siethoff, Deventer, Epilepsie. Aura olfactive. *Ann. des mal. de l'oreille, du larynx, du nez et du pharynx*, 1895, t. II.)

Il s'agit d'une observation déjà rapportée au précédent chapitre (obs. XVIII, p. 45) à propos de l'origine nasale de l'épilepsie, et que nous résumons.

Homme, trente-trois ans. Vieil épileptique, ayant eu en 1892 une crise intense, qui fut précédée et accompagnée d'une sensation de fétidité épouvantable ; cette sensation a persisté une semaine.

Les crises suivantes ont été accompagnées d'une aura analogue et suivies d'anosmie.

Une application de cocaïne a fait disparaître momentanément cette hallucination.

Même après la disparition de ses crises par le traitement

nasal, le malade perçoit de temps à autre cette mauvaise odeur.

OBSERVATION V (résumée).

(Hughlings Jackson et Purves Stewart, Attaques d'épilepsie avec aura olfactive et aura intellectuelle, *Revue neurologique*, 1900, n° 8, p. 378.)

Il s'agit d'un médecin, âgé de cinquante et un ans, qui, à la suite de manifestations septicémiques, présenta les symptômes d'un abcès du cerveau et en mourut (pas d'autopsie) ; les auteurs admettent une lésion du lobe temporo-sphénoïdal droit, qui aurait provoqué les troubles observés. Mais, ce qu'il y a d'intéressant dans ce cas, c'est que le malade avait présenté à plusieurs reprises des attaques considérées comme étant de nature comitiale. Elles étaient caractérisées par un vertige, avec « forte sensation d'une odeur analogue à celle du camphre ou de l'éther » ; survenait alors une aura intellectuelle (dreamy state) : le malade croyait voir certaines personnes de sa connaissance, etc. Pendant les crises, le regard était fixe et comme rempli d'horreur.

Les hallucinations de l'odorat peuvent être associées ciées à d'autres impressions sensorielles (vue, ouïe, goût), motrices ou sensitives et constituer des auras complexes dont Gowers cite un exemple.

OBSERVATION VI (résumée).

(W.-R. Gowers, *l'Epilepsie*, p. 106.)

Homme de vingt-six ans, intelligent, épileptique.

Les attaques débutaient toujours de la même façon : d'abord, au niveau de l'hypocondre gauche, sensation de douleur, accompagnée de crampe ; puis, tandis que cette sensation continue, une espèce de boule semble remonter dans le côté gauche de la poitrine, avec un «toc-toc » ; quand cette boule atteint le haut du tronc, elle se transforme en coups « qui étaient entendus et sentis par le sujet ». La sensation monte ensuite à l'oreille gauche : bruit semblable au sifflet d'une locomotive. A ce moment, X... voit subitement et invariablement devant lui une vieille femme vêtue de brun, qui lui offre quelque chose ayant l'odeur de la fêve du Tonkin. La vieille femme disparaît et le malade aperçoit deux grandes lumières rondes qui s'approchent de lui et disparaissent ; il a une sensation d'étouffement et tombe sans connaissance. »

Gowers, dans son traité, cite encore un cas d'aura visuelle accompagnée d'une « odeur désagréable et indescriptible ».

Les six observations qui précèdent se rapportent plus spécialement à des manifestations sensorielles. Les suivantes vont nous montrer des exemples d'auras nasales purement sensitives.

OBSERVATION VII (inédite).

(Recueillie à la consultation nerveuse de M. Lannois.)

Epilepsie ; aura nasale.

O... P.-E., quatre ans et demi, originaire du département de la Loire.

Examiné le 17 septembre 1902. Les renseignements ci-dessous ont été fournis par le père du petit malade.

Antécédents héréditaires. — Père très bien portant ; ni nerveux, ni alcoolique.

Mère bien portante. Pas de consanguinité.

Rien à noter du côté des grands-parents, ni des collatéraux.

Deux frères morts en bas âge.

Antécédents personnels. — Normaux. Pas de retard de la marche ni de la dentition. Pas d'hérédité spécifique.

Histoire. — Première crise en décembre 1900, à deux ans et demi : chute sur le dos avec raideur de tout le corps, sans convulsions, sans cri, sans émission d'urine, sans morsure de la langue. La perte de connaissance a duré dix minutes ; le petit malade s'est ensuite endormi.

Plus rien jusqu'en février 1902. A cette époque, nouvelles crises. Quelques heures avant la crise, l'enfant se frotte le nez avec vigueur, en accusant à ce niveau une sensation de prurit. La crise survient brusquement, sans cri, sans pâleur, et dure deux minutes au plus. A uriné une fois sous lui, après trois crises consécutives.

Les crises sont devenues de plus en plus fréquentes. De mensuelles, elles sont devenues hebdomadaires.

En dehors des crises, quelques vertiges, avec renversement de la tête en arrière, yeux convulsés, angoisse et dyspnée légères, sans chute.

Agitation nocturne ; parle, se réveille en sursaut.

Examen somatique. — Développement physique et intellectuel normal. Mémoire bonne ; sait déjà un peu lire. Tempérament colère.

Nez un peu étroit ; mais ne dort pas la bouche ouverte. Pas de facies adénoïdien.

Quelques stigmates de dégénérescence : lobule adhérent, oreille un peu détachée ; voûte ogivale assez marquée. Bosse frontale droite beaucoup plus développée que la gauche.

25 novembre 1902. — Nous avons eu des nouvelles du petit malade, qui est entré à la Charité, ses crises étant devenues plus fréquentes. Des renseignements qui nous ont été fournis, il résulte que la sensation de démangeaison au nez, qui précède les crises, persiste pendant un moment après la fin de celles-ci.

OBSERVATION VIII (inédite).

(Due à l'obligeance de M. le Dr Devay, de Lyon.)
Epilepsie ; aura nasale.

Femme B..., vingt-huit ans.

Antécédents. — Père nerveux, mère bien portante.

Elle-même a été réglée à quinze ans. Aménorrhée pendant cinq ans.

Histoire. — Première grossesse, normale, à vingt et un ans.

Deuxième grossesse à vingt-cinq ans ; au neuvième mois, première crise qui aurait débuté par du vertige et de la diplopie. Pendant cette crise, il y a eu morsure de la langue.

Nouvelle grossesse, sans crise, en 1901-1902. Une seconde crise survient un mois et demi après l'accouchement. Dans les huit jours qui suivent, trois nouvelles crises ; la dernière coïncide avec la réapparition des règles.

Signes physiques de dégénérescence : dissociation de la mimique ; la malade parle avec le côté gauche.

Rien au cœur ; urines normales.

Modification du caractère ; n'aime plus ses enfants, dont elle ne peut supporter la présence.

Il y a eu quelquefois, notamment pendant les crises de mai 1901, des phénomènes caractéristiques du côté du nez. La malade disait sentir, avant ses attaques, « quelque chose dans le nez », odeur ou plutôt picotement ; elle ne peut préciser ce détail, mais est très affirmative sur ce point .

Malade améliorée par le bromure.

Signalons encore les trois malades de M. Collet et de M. Jousset (de Lille), déjà cités au chapitre II ; leurs accès étaient précédés d'un picotement dans le nez, qu'on peut, à la rigueur, considérer comme une aura.

Une mention doit être faite également des phénomènes d'épuisement post-paroxystiques, observés dans quelques cas d'épilepsie. Ils peuvent intéresser les sensibilités spéciales et produire notamment de l'anosmie (Russell, Bennett), de la cacosmie. Les malades des observations IV et VII présentaient, sans aucun doute, des troubles de cette nature. Nous n'y insistons pas autrement, ne doutant pas qu'on ne puisse en multiplier les exemples.

En terminant, nous appellerons l'attention sur un détail qui nous paraît avoir son importance : dans les observations que nous tenons de première main (obs. I, II, VII et VIII), le malade a signalé de lui-même les sensations nasales, sans qu'aucune suggestion ait été exercée. Si l'interrogatoire n'est pas mené avec prudence, la bonne volonté des malades peut en effet entraîner une exagération dans leurs réponses, et la valeur des symptômes qu'ils accusent en est d'autant diminuée.

CONCLUSIONS

EPILEPSIE NASALE

I. Il existe des cas d'épilepsie réflexe provoqués, selon toute vraisemblance, par une affection intra-nasale ou par une irritation quelconque de la membrane pituitaire.

II. Ces faits ne s'observent guère que chez des prédisposés ; l'irritation nasale est la cause déterminante des crises convulsives.

III. L'excitation produite au niveau de la muqueuse nasale peut être :

Sensitive (causes mécaniques de compression ou d'obstruction ; irritations diverses) ;

Sensorielle (odeurs).

IV. Le point de départ du réflexe peut se trouver dans les terminaisons nasales du trijumeau (réflexe sensitif), ou dans celles du nerf olfactif (réflexe sensoriel).

V. Deux conditions permettent d'apprécier la valeur des phénomènes :

Production de crises par l'irritation artificielle de la muqueuse nasale ;

Suppression de ces mêmes crises par l'anesthésie ou le traitement local.

VI. Une amélioration évidente, après essai infructueux du bromure, a été obtenue par des opérations intra-nasales. Dans les cas les plus favorables, la disparition définitive des crises doit être affirmée sous réserves, la récidive pouvant se faire à longue échéance.

AURAS NASALES

I. L'aura nasale de l'épilepsie est :

a) *Sensorielle :* l'odeur perçue est généralement désagréable ;

b) *Sensitive :* sensation de picotement, de démangeaison;

c)*Mixte* ou sensttivo-sensorielle.

II. Cette aura est relativement rare ; dans la catégorie des auras sensorielles prises en particulier, la variété nasale est une des moins fréquentes.

INDEX BIBLIOGRAPHIQUE

Il nous a été impossible de contrôler un certain nombre d'indications bibliographiques ; nous les citons ici pour mémoire, en les faisant précéder d'un astérisque et avec la mention de leur provenance.

* *Abate*, Epilepsie nasale, Bollett. delle mal. dell' orecchio, 1898, n° 2 (Revue hebdomadaire de laryngologie, d'otologie et de rhinologie, 1899).

Anderson (James), Epilepsie sensorielle (Brain, A journal of neurology, 1886, t. IX).

Arslan, Réflexes dus aux végétations adénoïdes (Annales des maladies de l'oreille, du larynx, du nez et du pharynx, 1900, t. I).

Baratoux, Névroses réflexes déterminées par les affections du nez (Progrès médical, 1885, t. II).

Bayer, Cas d'accès épileptiformes et d'absences provenant d'une affection nasale (Bulletin de la Société belge d'oto-rhino-laryngologie, 1900, p. 27).

Browner (Ad.), Formes communes des névroses réflexes nasales (Rev. hebd. de laryngol., 1896).

— A few words on some common reflex of nasal origine (The Lancet, 1895, t. II).

Brügelmann, Vertige nasal (Therap. Monatsheft, 1889, n°2, in Rev. hebd. de lar., 1889).

Clark (P.), Notes sur l'aura épileptique, avec relation de quelques formes rares (American journal of insanity, juillet 1897, in Revue neurologique, 1898, n° 3).

Charcot-Bouchard, Traité de médecine, t. VI (Dutil : art. Epilepsie).

Collet, Un cas de vertige nasal (Lyon médical, 1901, n° 44).

Compendium de médecine pratique, 1839 (art. Epilepsie).

Crossfield (F.-L.), Deux cas d'épilepsie réflexe nasale (Revue hebd. de laryng., 1889).

Debove et Achard, Manuel de médecine, t. IV (art. Epilepsie).

Delegrange, Epilepsie sensitivo-sensorielle (th. Paris, 1893-94).

* *Drees*, Quelques cas de névrose réflexe nasale (1 cas d'épilepsie, obs. III) (New-Orleans med. et chir. journal, février 1890 ; in Revue hebd. de laryng., 1890).

Féré (Ch.), Les épilepsies et les épileptiques, Alcan, 1890.

— Note sur l'influence des excitations sensorielles comme agents provocateurs des accès d'épilepsie (Journal de neurologie, 5 novembre 1902).

Fincke, Epilepsie guérie par l'opération de polypes du nez (Deutsche medicinische Wochenschrift, 1885).

* *Fliess (W.)*, Etude clinique et traitement des névroses réflexes nasales, Deuticke, édit., 1893.

Franck (F.), Contribution à l'étude expérimentale des névroses réflexes d'origine nasale (Archives de physiologie, 1889).

Goris (Ch.), Quelques névroses réflexes d'origine nasale (Congrès internat. d'oto-rhino-laryngologie, Paris, 1889).

Gowers (W.-R.), L'épilepsie (trad. Carrier), Masson.

Grasset et Rauzier, Traité pratique des maladies du système nerveux.

— Article Epilepsie, in Traité de médecine et de thérapeutique, t. X.

Grosskopff (W.), A case of epilepsy cured by operation for empyema of the maxillary antrum and for polypi (The Laryngoscope, octobre 1902).

Hack (W.), Névroses réflexes et chirurgie du nez (Berlin. klin. Wochenschrift, 1882).

Harris (T.-J.), A case of traumatic epilepsy relieved by operation on the nose (The journal of laryngology, 1894).

Hartmann (Berlin), Présence d'oxyures dans les fosses nasales et accès épileptoïdes (Revue hebd. de laryng., 1889).

Hering (Th.), Névroses réflexes déterminées par les affections nasales (Annales des mal. de l'oreille, 1886).

Hitchcock (Urban-G.), Internat. Centralbl. für Laryng., 1899, p. 509.

Hughlings Jackson et Purves Stewart, Epilepsie avec aura olfactive (Revue neurologique, 1900, n° 8).

Joal, Vertige nasal (Ann. des mal. de loreille, 1887 et 1888).

Jousset, Vertige nasal et épilepsie (Revue hebd. de laryngologie, 1902, t. I).

Kjelman (F.), Deux cas d'attaques épileptiformes provoquées par des lésions du nez (Berl. klin. Wochenschrift, 1894, n° 13).

Kohn (Samuel), Convulsions épileptiformes consécutives à une application intra-nasale de cocaïne (Medical Record, 1900, n° 12).

Lacroix (P.), Un cas de vertige nasal (Ann. des mal. de l'oreille, 1899, t. I).

Lannois (M.), Bulletin de la Soc. méd. des hôp. de Lyon, 1902, n° 5 (Annales des maladies de l'oreille, 1902).

Lennox Browne, Deux cas d'épilepsie réflexe (The journal of laryngology, 1900, p. 661).

— Epilepsie réflexe (Rev. hebd. de laryng., 1902, t. I, n° 4).

Lichtwitz (L.), Communication au Congrès internat. d'oto-rhino-laryngologie de Paris, 1889 (in Ann. des mal. de l'oreille, 1889).

Löwe, Un cas d'épilepsie réflexe (in Lafforgue, th. de Bordeaux, 1887-88, n° 73).

Mackenzie (J.N., de Baltimore) : Asthme ; crises épileptiformes, Congrès de laryngologie de Baltimore, 1887 (in Lafforgue, th. de Bordeaux, 1887-88).

* *Maussmann*, Névroses réflexes naso-pharyngées (th. de Heidelberg, 1891 ; in Rev. heb. de laryng., 1893).

Melzi (Ur.), Des névroses réflexes d'origine nasale, Milan, 1896 (Ann. mal. de l'oreille, 1897, t. II).

Meyer (E.), Sur l'épilepsie dite nasale (Annales des mal. de l'oreille, 1899, t. II).

Passmore Berens, Epilepsy relieved by intranasal treatment (The Laryngoscope, 1897, t. I).

Pick (Prague), Symptômes psychopathiques réflexes d'origine nasale (Rev. hebd. de laryng., 1894).

* *Przedborski*, Quelques cas de névrose réflexe nas., Congrès internat. de Rome, 1894 (Rev. de laryng., 1894).

Quesse, Epilepsie et végétations adénoïdes (Rev. hebd. de laryng., 1898).

Richardson (J.-J.), A case of epilepsy cured by operation on the nose (Medical Record, 14 juillet 1900).

Roë, Epilepsie réflexe produite par des affections intra-nasales (Med. Record, 9 septembre 1893).

— Reflex epilepsy from nasal disease successfully treated by the removal of the latter (Rev. hebd. de laryng., 1901, t. II).

Rool (Eliza), Attaques épileptiformes par obstruction nasale (Rev. hebd. de laryng., 1898).

* *Roquer y Casadesus*, Quelques cas de névrose réflexe nasale (Revista esp. de laryng., 1889-90; in Rev. hebd. de lar.).

Ruault (A.), Les névropathies réflexes d'origine nasale (Gaz. des hôpitaux, 10 décembre 1887).

— Traité de médecine de Charcot, t. IV, art. Fosses nasales.

Scheinmann, Diagnostic et thérapeutique des névroses réflexes nasales (Rev. hebd. de laryng., 1889).

Scheppegrell (W.), Vertige naso-pharyngé (Med. News, 1896 ; in Ann. des mal. de l'oreille, 1897, t. II).

Schneider, Quelques cas d'épilepsie réflexe nasale avec guérison (Berliner klin. Wochenschrift, 1889, n° 43).

Schreiber, Relations entre les maladies du nez et certaines autres affections (Ann. des mal. de l'oreille, 1887).

Siethoff (E.-G.-A. Ten), Deux cas d'épilepsie réflexe d'origine nasale (Ann. des mal. de l'oreille, 1895, t. II).

Suarez de Mendoza, Vertige nasal (Rev. hebd. de lar., 1901, t. II).

Tood (F.-C.), Relation d'un cas d'épilepsie due à une obstruction nasale (The Laryngoscope, octobre 1896, n° 4).

Torchio, Un cas d'épilepsie réflexe par affections rhino-auriculaires combinés (Gazetta degli ospedali et delle cliniche, 14 avril 1897).

Van Eeckhaute, Communication à la Société belge de laryngologie, juin 1902.

**Vilbis (A. de)*, Epilepsy result. from nas. cat. (St-Louis med. and surg. journal, 1884).

Wells (W.-A.), Epilepsy dependent on intra-nasal disease (The journal of laryng., rhinol., 1899, p. 322).

TABLE DES MATIÈRES

Lyon. — Imp. A. Rey, 4, rue Gentil. — 31451

www.ingramcontent.com/pod-product-compliance
Ingram Content Group UK Ltd.
Pitfield, Milton Keynes, MK11 3LW, UK
UKHW020346180726
13839UKWH00002B/955

9 782329 116266